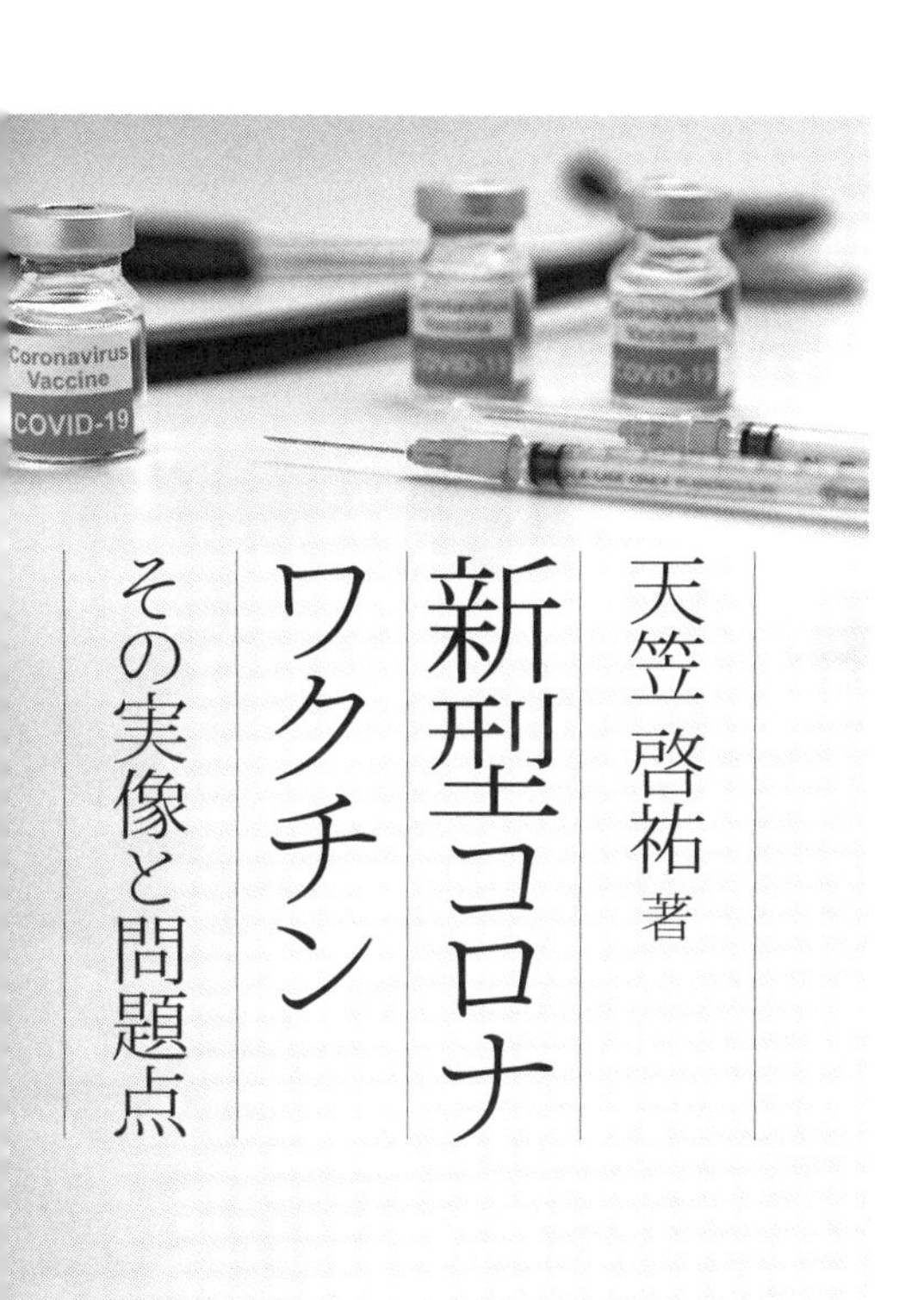

天笠啓祐 著

新型コロナワクチン

その実像と問題点

緑風出版

目次

新型コロナワクチン——その実像と問題点

終　章　一線を超えた時代――生命操作とワクチン　161

第1章

新型コロナウイルス感染症拡大が始まる

はじめに

二〇二〇年初め、中国で新型コロナウイルス感染症が広がり始めた。それから毎月のように『週刊金曜日』を中心に発言を行い、原稿を書いてきた。振り返って読み直してみると、一貫して主張してきたことがある。それは根本的な原因を探ることの必要性と、それに基づく対応を図ることの重要性である。表面的な対応は矛盾を拡大するだけである。その代表的な対応がワクチンである。しかも今回使用されているワクチンは、「人間の細胞内で遺伝子を操作する」これまで経験がない働きをするものであり、大規模な人体実験に当たるものだった。

私たち一般の市民が、この新型コロナウイルスによる感染を、目の前で知ることになったのは、二〇二〇年一月に、横浜港に入ったクイーン・エリザベス号での船内での感染拡大だった。中国では武漢を中心に、それよりも前にすでに感染が始まっていた。いつから始まっていたかは、まだ謎のままであり、二〇一九年秋からすでに始まっていたという見解も登場している。

かつて分子生物学者の柴谷篤弘さんと、バイオハザードについて話し合ったことがある。今回の感染症拡大も、一種のバイオハザードである。柴谷さんの見解では、起きてしまったバイオハザードを遡って原因を突き止めることは至難だということだった。この時の話し合いは、エイズウイルスの起源をめぐるものだった。この時はまだ一九八〇年代であり、その後、ゲノム解析技術が進み、遺伝子の変異を探ることで、かなり正確にさかのぼれるようになった。しかし、正確にいつからかということは、断定できない点は、以前と変わらない。

最初の原稿は、感染拡大が始まる前だった。以下に述べるのは、新型コロナウイルスによる感染が始まりかけた初期の段階から二〇二一年四月現在に至る原稿である。掲載された原稿は、大幅に圧縮したものであることから説明が不十分なものが多く、分かりやすくするために加筆した。最初に述べたいことは、新型感染症発生の根本的原因と、根本的対策とは何か、という視点である。これを怠れば、再度、再再度、繰り返し新型ウイルスがやってきて、日常生活は苦しめられることになる。その根本的原因として考えなければいけないのが、地球環境問題と社会的・政治的な背景である。地球環境問題では、気候変動と生物多様性の破壊が大きく関係している。

社会・政治的背景としては、これまで進められてきた経済優先政策が、感染症拡大を抑えるための基本である公衆衛生を切り捨ててきたことに加えて、感染拡大対策として罰則強化と管理社会化、ワクチンに依存するという、本末転倒なことが進められてきた。これは矛盾の拡大をもたらすことになりかねない。

この感染症拡大に対して、安全性と人権の視点からどう見るか、これが重要であり、その点から見ても、今回のワクチン接種は、人間の遺伝子操作であり、その大規模な人体実験に他ならない。さらには新型コロナワクチン開発がもたらした、今後の影響も大きい。バイオベンチャーと呼ばれる企業が開発を進め、巨大多国籍企業が製造・販売を行うという構造が定着し、これにより一部の巨大企業による医薬品やワクチン支配が進むことになる。ＧＡＦＡの世界が医薬品でも起きつつある。それが今後の医薬品やワクチンの開発に大きな変化をもたらそうとしている。そのことが、研究現場にも大きな変化をもたらしつつある。その最大の特徴が、大学発ベンチャー企業が研究・開発の主役に躍り出たことである。

今後の見通しであるが、いまのワクチンが効かない変異株が次々と登場しており、見えなくなっている。変異株に対応するため、さらなるワクチン開発が進められている。変異株とワクチン開発のイタチごっこが起きている。このイタチごっこの先に何があるのか、まだ誰も見通せていない。しかし、ウイルスの生き残り戦略は、新たなタイプのウイルス感染症をもたらし、それが繰り返しやってくることになる。根本的な解決が必要である。しかし、経済優先の今の社会の在り方は、解決どころか、矛盾の拡大に向かっている。以下の原稿は、二〇二一年一月に執筆したものである。そこから本書はスタートする。

感染症が猛威を振るう時代

新型コロナウイルスによる感染症が広がり始めている。新たな感染症の始まりだが、いま地球上では、さまざまな感染症が猛威を振るっている。それも年々、悪化の一途をたどっているといえる。

人間だけではない。動物では豚コレラ（豚熱）が拡大、アフリカ豚コレラの侵入も時間の問題だと見られている。豚コレラは、名前が悪いということで、豚熱と名称が変えられたが、ここでは以前のままの名前を用いる。アフリカ豚コレラは、すでに中国まで来ており、日本に入ってくるのは時間の問題だと見られている。口蹄疫も東アジアではよく起きており、またいつ入ってくるか分からない状態にある。鳥インフルエンザも毎年のように猛威を振るっており、汚染は悪化の一途をたどっているといっていい。

感染症は以前から猛威を振るうことはあったが、その種類は限られていた。人間の感染症においても、これほどまでに多様な病気が、かつ、これほどまでに頻繁に起きることはなかった。この数十年間を見てもエイズ、エボラ出血熱や西ナイル熱などの新興感染症があり、今世紀に入ってもコロナウイルスの変異であるＳＡＲＳ（重症急性呼吸器症候群）とＭＥＲＳ（中東呼吸器症候群）、高病原性鳥インフルエンザやＢＳ

E（狂牛病）など、大きな問題になってきた感染症が目白押しである。それらが、時には重なりながら感染を広げてきた。

なぜこのように、新たな感染症が起きてきたのだろうか。いくつかの要因が重なっているといえる。最大の要因のひとつが、グローバル化である。経済が第一の現代社会において、貿易の自由化・促進が図られ、それが物や情報だけでなく、動物や人間の行き来を拡大・加速してきた。それが病原微生物の拡大ももたらしてきた。

地球規模で開発が進み、環境が破壊されてきたことも大きな要因の一つである。温暖化がウイルスの宿主となる生物に影響し、ウイルスの生存戦略に変化をもたらし、新型ウイルス誕生に寄与しているとも考えられる。また、熱帯雨林の破壊が、エボラ出血熱やＨＩＶ（エイズウイルス）のように、これまで森林の奥深くにあり、人間環境に入り込んでいなかった病原微生物の文明社会への流入をもたらしてきた。

ＢＳＥのように、畜産の生産効率を上げるために、草食動物である牛に肉骨粉を与えたことで広がったケースもある。鳥インフルエンザでは養鶏場の大規模化や、バタリーケージ（ワイヤーでできた金網を連ね、幾段にも重ねた採卵鶏の飼育システム）に見られる密飼いなどが被害をもたらし、その規模を大きくしている。無窓鶏舎にすれば、ウイルスが入り込むことがないとしてきたが、その無窓鶏舎で大発生していることは、大規模で身動きもできない飼育の仕方に問題があることを如実に物語っている。

バイオテクノロジーが新たな脅威をもたらす

加えて、バイオテクノロジーの応用の拡大が、新たな生物を誕生させ、それが新たな微生物誕生をもたらしていることも挙げることができる。遺伝子組み換え作物が新種の微生物を作り出した一例を米国パーデュー大学名誉教授ドン・M・ヒューバーが指摘し、警告を発したことがある。少し詳しく述べよう。同名誉教授は、植物病理学、生物兵器、疾病等を専門とする科学者で、この微生物は電子顕微鏡でしか見えない病原体で、かなり広がっているという。ヒューバーはこの微生物を「顕微鏡の病原体」と名付けており、動植物（おそらく人間も）の健康に有害な影響を与える可能性があると指摘している。米国モンサント社（現バイエル社）が開発した除草剤（ラウンドアップ）耐性品種の大豆やトウモロコシ製品に高濃度で含まれているため、除草剤耐性遺伝子または除草剤ラウンドアップとの関連が疑われると指摘している。植物では、収穫を減らす原因になっている二種類の病気（大豆の突然死症候群とトウモロコシの立ち枯れ病）にかかった植物から、この微生物が多量に検出されている。

動物では、自然流産や不妊になった多種の家畜の体内にこの微生物が存在することが確認されており、臨床実験でも流産を引き起こすことが確認されている。この間、高濃度の微生物に汚染されていた小麦飼料を与えられていた妊娠した雌牛一〇〇〇頭のうち四五〇頭が流産し、汚染のなかった同時期に牧草を与えられていた雌牛一〇〇〇頭では一頭も流産しなかった、というデータもあるという。このような予期しない生物の誕生によって引き起こされるバイオハザードもある。

また遺伝子組み換えにはウイルスがベクター（遺伝子の運び屋）として用いられており、それが一定の割合で突然変異を引き起こし、感染力を回復したり増幅することも確認されている。それについて、一九九五年に最初の遺伝子治療を行った北海道大学付属病院小児科の崎山幸男助教授（当時）が提出した申請書の中で、一定の割合で突然変異が起き、毒性を復活させるとしていた。この時用いたウイルスベクターはマウス白血病ウイルスだった。その後、フランスで行われた遺伝子治療で白血病が相次ぎ、いまではこのウイルスは使われなくなった。

現在、遺伝子組み換え技術に加えて、ゲノム編集技術が登場し、容易に生命を操作することができるようになり、日々、微生物の遺伝子操作が行われ、中には危うい研究や開発も増えている。また、そのような実験設備も地球上のさまざまな地域に拡大し、いつバイオハザードが起きても不思議ではない状況にある。

このように、新たな感染症の登場や拡大は、いずれも経済優先社会、そして生命操作が一般化した社会が引き起こした人災的要因が大きいのである。

インフルエンザウイルスは、中国の食生活と密接にかかわり、人間と鳥と豚の間を行き来しているうちに変化を起こし、時に強い毒性を持った高病原性鳥インフルエンザを誕生させ、人間にも大きな被害をもたらしてきた。今回の新型コロナウイルスの誕生や拡大もまた、武漢の食品市場が関係し、中国の食生活と密接に絡んでいると考えられているが、その点に関しては、よく分かっていない。

最終的には私たちの免疫力による対抗しかない

コロナウイルスはこれまで六種類が知られていた。通常の風邪を引き起こす四種類と、新型と呼ばれたＳＡＲＳ（重症急性呼吸器症候群）とＭＥＲＳ（中東呼吸器症候群）である。そこに今回の新型コロナウイルスが加わった。ウイルスの変化は、ウイルスの側から見ると生き残り戦略に当たる。それが時には強い毒性を持った新型ウイルスに変化するのである。

グローバル化を前提にしている以上、今回のような新型ウイルスによる感染症拡大は繰り返し起きることになる。事実、繰り返し起きてきた。同じ微生物でも、細菌に対しては抗生物質が有効であるが、ウイルスには特効薬がない。人間に感染するウイルスの大敵は、人間の免疫力である。ウイルスに対する抗体ができれば、感染することができなくなる。そのためワクチンによって事前に免疫力をつけることが有効な対応策ではあるが、ワクチンには必ず副反応があり、時には被害の方が大きいこともある。

新型コロナウイルスの持つ、もう一つ大きな特徴は、遺伝子にＲＮＡをもつ、ＲＮＡウイルスである点にある。ウイルスにはＤＮＡを遺伝子にしているものと、ＲＮＡを遺伝子にしているものがある。コロナウイルスのようなＲＮＡウイルスの特徴は、変化が起きやすく新型や変異型ができやすいことで、しかもワクチンが作り難い点にある。ワクチンを開発しても、すぐウイルスの側が変化を起こしてワクチンを無効にしてしまうからだ。なぜ変化が起きやすいかというと、ＤＮＡは二本鎖であるのに対して、ＲＮＡが一本鎖である点にある。二本鎖の場合、片方が変化を起こしても相方が修正して元に戻すことができるが、一本鎖の場合、その相方がいないからである。突然変異を起こすと、それがそのまま受け継がれていく。ウイルスは生き残り戦略をかけて変化するが、その変化がそのまま受け継がれてしまうのである。それが新型コロナウイルスをもたらし、時にはその変化が病原性の強いものを生み出すのである。

この感染症との闘いに人間は最終的には、自身の免疫力以外に勝つことはできない。そのため被害は体力のないお年寄りや免疫システムが未発達の赤ちゃんや子ども、あるいは疲労して体力が弱った人などに集中する。通常のマスクではウイルスの小ささに対応できず、通過してしまう。自らがしぶきを飛ばしてウイルスを拡散することは防げるので、拡散防止には役立つものの、自分を守ることはできない。

現在社会が経済を優先し、グローバル化を推し進める以上、拡大を止めることはできないのである。環境を守り、バイオテクノロジーによる生命改造に歯止めをかけない限り、今回の新型コロナウイルスによる感染症が収まったとしても、これからも別のウイルスや新型のウイルス登場によって、人間社会は脅かされ続けるのである。

（週刊金曜日二〇二〇年二月七日号に加筆）

第2章

早くも過熱化するワクチンと新薬開発

医薬品産業は開発合戦へ

二月に入り、新型コロナウイルスをめぐる対応で、社会生活が大きな影響を受け始めている。自粛ムードが広がり、集会や会合の取りやめが相次いでいる。ドラッグストアを覗いてみると、マスクはもちろん売切れて置いていない上に、アルコールなどの消毒薬も品切れになっている。またインスタント食品が売れ、トイレットペーパー、ティッシュペーパーまで品薄になっている。政府の対応のまずさに加えて、マスメディアの連日の報道で、市民が浮足立ってしまっているのが見てとれる。

自粛要請に見る政府の対応は、どう見てもオリンピック開催を至上命令に動いているようにしか思えない。とにかく早く封じ込めたいと考えているようだが、事態は長期化の様相を呈してきた。市民が浮足立ち、政府はオリンピック開催へ向けて焦っているのに対して、ビジネスチャンスとばかりに色めき立っているのが、ワクチンや医薬品メーカーである。

新型コロナウイルスはなぜ出現したのか、その謎をめぐり解析が進んできた。オーストラリアや中国の研究チームが相次いでウイルスの取り出しに成功し、遺伝子を解析した結果を発表している。中国の研究チームの解析によると、このウイルスはコウモリ由来の可能性が高いことが示された。また、それとは別に北京大学の研究チームが行った解析では、コウモリ由来のコロナウイルスと由来が分からない他のコロナウイルスが、野生生物の体内で混合した可能性があることが示された。その野生生物で最も疑われているのが、東アジアに広く生息する哺乳類で、中国では食用にもなっているマレーセンザンコウだという。なぜ、そのような事態が起きたのか。本当にそうなのか。今後同様の事態はあり得るのか。最終的な結論が出るまでにはまだ時間がかかりそうである。

解析の一方で、ワクチンや新薬開発合戦が起きている。過熱気味といっていいほどである。このままいけば、ただでさえさまざまな感染症で、子どもたちを中心にワクチン接種が増え続けている現状に、さらに新たなワクチン投与が行われるワクチン漬け社会を招きかねない。

ワクチン開発はバイオテクノロジーの時代に

ワクチン開発は、以前はウイルスの毒性を弱めた生ワクチンが用いられていた。しかし、毒性を回復して起こす副反応が一定の割合であることから、「悪魔の選択」と呼ばれ、たまたまそれに当たった人がひどい目に合うことになる。そのことから、その後は不活化ワクチンが主流になっている。しかし、これは死んだウイルスを用いるため、効果が弱く、しかも作用のメカニズムが異なることから、複数回接種が前提になった。しかも意図的に免疫力を高めるためにアジュバント（免疫反応促進剤）が必要で、それにアルミニウムが用いられていることから、体への負担を大きくしてきた。

その後の開発はバイオベンチャーが開発する遺伝子組み換えワクチンへと移行している。これはＨＰＶ（子宮頸がん）ワクチンが先鞭をつけたが、これを皮切りに、いまやバイオテクノロジーの応用が主流である。今回のワクチン開発は、そのバイオベンチャーが中心になり取り組んでいる。しかも、これまでとはまったく異なるワクチンになりそうである。同じ遺伝子を操作しながら、製造に遺伝子操作技術を使うのではないようだ。

いくつかの新型コロナワクチンの開発例を見てみよう。米国ジョージア州アトランタにあるジオバックス・ラブス社が、中国武漢にあるブラボバックス社と共同でワクチン開発に乗り出すと発表した。バックスはワクチンを意味し、ワクチン開発のベンチャー企業のようである。前者は、これまでもエイズやエボラ出血熱のワクチンを開発してきている。

感染症流行対策イノベーション連合が、米国マサチューセッツ州にあるモデルナ社、やはり米国ペンシルベニア州にあるイノビオ・ファーマシューティカルズ社、オーストラリアのクイーンズランド大学とそれぞれ連携してワクチン開発を進めると発表している。同イノベーション連合はワクチン開発を世界連携で進める研究助成機関で、二〇一七年に行われたダボス会議で設立され、日本では厚労省が資金を拠出しており、ビル・ゲイツ財団も巨額を拠出している。イノビオ・ファーマシューティカルズ社は早々と二〇二〇年の夏にも、人間を用いた試験を計画している。

米国ノババックスＡＢ社もナノテクを用いたワクチン開発に名乗りを上げている。スウェーデンの企業だが本拠地は米国メリーランド州にあり、ワクチンの臨床研究を行う企業である。次々に登場するワクチン開発の波は、新たなワクチン禍をもたらす危険性がある。

このように開発は米国が中心だが、ドイツでもビオンテック社が新しい方法でワクチン開発を進めている。いずれもバイオベンチャーと呼ばれる企業が開発を進めている点に特徴がある。バイオベンチャーは、研究と開発を行う企業であり、製造や販売は大手製薬企業が行うことになる。

ビオンテックは、マインツ大学のシャヒン医学部教授が立ち上げた、大学発のベンチャー企業で、今回のワクチン開発で活躍しているのは、このような大学発のベンチャー企業である。もう一つの特徴は、これまで蓄積されてきた遺伝子治療技術のノウハウが生かされていることである。

医薬品は既存薬の活用へ

抗ウイルス剤の開発や活用では、多くの場合、既存の医薬品の活用の方法が採用されているケースがほとんどである。中国では抗エイズ・ウイルス薬の使用が進められているが、この薬剤は、プロテアーゼを阻害することで、効果を発揮する。ここでいうプロテアーゼとは、ウイルスの増殖に必要な酵素のことで、これを阻害するとウイルスは増殖できなくなる。厚労省が検討を進めている塩野義製薬の「ゾフルーザ」もプロテアーゼを阻害してウイルスを増殖させない薬である。しかし、一回の投与でよいとされているもので、それだけ長い時間体内にいつづけ、分解や排出されずとどまるため、副作用が起きた際に影響が大きくなる。またこの薬では出血の副作用が報告されている。

厚労省が検討しているもう一つの薬が、富士フィルム富山化学が製造販売の承認を受けている抗インフルエンザウイルス薬の「アビガン」で、これはウイルスの増殖に必要なＲＮＡポリメラーゼを阻害することで、効果を発揮するものである。ＲＮＡポリメラーゼとは、ＲＮＡを合成する酵素のことで、これが阻害されるとＲＮＡが合成されず、遺伝子の働きが妨げられることになる。

現在、厚労省はこのアビガンを、新型インフルエンザ対策として二〇〇万人分備蓄して、緊急時に提供できるようにしており、その使用に向けて動き出している。しかし、このアビガンは、妊娠している女性に投与すると、初期胚を殺す可能性があり、赤ちゃんに悪影響をもたらす可能性もある。また精液に移行するため、次世代への影響が懸念されている。いかに緊急対策といっても、乱用はきわめて危険である。

抗ウイルス薬は、タミフルがもたらす突然死や行動異常に代表されるように、副作用が大きい。それは生命の仕組みそのものに介入して、ウイルスを増殖させないようにするためである。これまで述べてきた医薬品はすべて、それにあたるため、副作用が懸念される。

この新型コロナウイルスは、過去のＳＡＲＳやＭＥＲＳに比べて死亡率はずっと低い。にもかかわらず加熱する新ワクチンや新薬が、緊急事態ということで承認や使用される可能性が出てきた。特に日本では、オリンピックを成功させるという名分で使用を急ぐこともあり得る。そうなると、新型コロナウイルスよりも、対策の方が危険であり、もたらす害の方が大きくなる可能性がある。

（週刊金曜日二〇二〇年三月六日号に加筆）

第3章

パンデミックの原因としての環境問題とバイオハザード

根本的な原因としての地球規模での環境破壊

新型コロナウイルスの感染が世界規模で拡大して止まらない。新型コロナウイルスによる感染症のような「新型感染症」の登場や拡大は、近年、増え続けている。それをもたらしている最大の要因が、地球規模での環境破壊である。加えて経済のグローバル化、公衆衛生を軽視し抗生物質やワクチンなどに頼ってきた対策、そしてバイオテクノロジーの応用が進み、ウイルスや細菌が日常的に多種類、大量に使用されていることなどがあげられる。

ここでは生物多様性とバイオセーフティという、二つの側面から見ていく。最初に、生物多様性から見ていくと、気候変動の進行が生物多様性を壊し、ウイルスの自然宿主となる生物に影響し、ウイルスの生存戦略に変化をもたらしてきたことがあげられる。自然宿主とは、そのウイルスが存在するために必要な生物である。例えば、インフルエンザウイルスの場合、シベリアに住むカモなどが挙げられている。ウイルスは、自然宿主には悪さをしない。もしその生物を滅ぼしてしまうと、自身も滅びてしまうからである。気候変動は、その自然宿主の生息に影響する。それはウイルスにとっては生き残り戦略を見直さざるを得なくなることを意味する。また自然宿主の移動も起きる。それもまたウイルスの生き残り戦略に影響する。

加えて、開発など経済的な要因が生物多様性を崩壊させ、滅亡する生物種が増えたことで、ウイルスの生存戦略に変化をもたらしてきた。とくに問題になっているのが熱帯雨林の破壊で、そこに棲む生物を自然宿主としていた病原性ウイルスが文明社会に流入してきている。その代表が、エイズウイルス、エボラ出血熱ウイルス、そして西ナイル熱ウイルスである。今回の新型コロナウイルスもまた、中国雲南省の奥地に生息するキクガシラコウモリを自然宿主とするSARSウイルスが変化したものとみられている。

このような環境問題と新型感染症拡大に対して、ドイツの環境大臣スベンヤ・シュルツェは二〇二〇年四月二日、「パンデミック後の世界を見据え、この危機の根本的原因を理解する必要がある。生態系のバランスが崩れれば感染症のリスクが強まる。自然の破壊が新型コロナウイルスによる感染症拡大をもたらした危機の根本にある以上、生物多様性が最も大切な予防的対策である」と述べている。

ベルリンにあるシャリテ医科大学ウイルス研究所のサンドラ・ユングレンもまた、「生態系のバランスが崩れれば感染症が広がりやすくなる。生物多様性が機能してさえいれば、感染症拡大のリスクを減らすことができる」と述べている（ドイツ環境省二〇二〇年四月二日）。

そのためにも先住民に学ぶべきだと指摘するのは、カリフォルニア州立大学サンマルコ校講師でアメリカ先住民の研究者のディナ・ギリオ・ウイタカーである。「自然を収奪しながら経済成長を遂げてきた結果、今回のパンデミックが起きた。自然と共存しながら生きてきた先住民のコミュニティから学ぶべきである」と指摘している。(High Country News 二〇二〇年三月三一日)

地球規模での環境破壊がその根本的原因であり、それを解決しない限り、新たな感染症に悩まされ続けることになる。

発生源としての危険なバイオ施設

新型コロナウイルスがなぜ誕生したのか、さまざまな説が登場してきているが、バイオセーフティの問題とあわせて見ていこう。世界中の研究者が相次いでウイルスの取り出しに成功し、遺伝子を解析した結果を発表している。中国の研究チームの解析によると、このウイルスはコウモリ由来の可能性が高いことが示された。また、それとは別に北京大学の研究チームが行った解析では、キクガシラコウモリ由来のSARSウイルスと由来が分からない他のコロナウイルスが、野生生物の体内で混合した可能性があること。その野生生物で最も疑われているのが蛇だというのである。その後、マレーセンザンコウなどを媒介して変化した説などが登場、何を媒介にして変化したかは、諸説あり確定していない。いずれにしろ、SARSウイルスが変化したものという説は、定着している。

その中で注目されたのが、中国の武漢にある研究所から漏れ出たという説である。武漢には中国科学院の武漢ウイルス研究所と、武漢疾病管理予防センターの二つの研究所がある。武漢疾病管理予防センターは、ウイルスの感染が始まったとされている華南水産市場から約二八〇mの距離にあり、武漢ウイルス研究所は約一〇㎞の距離にある。この二つの研究所はいずれも新型コロナウイルスに関連するコウモリウイルスの研究に取り組んでいることで知られている。

この説については、米国トランプ政権が中国への攻撃の材料として政治的に利用したことから、おかしな方向に進んでしまった。この研究所から漏れ出た可能性を指摘したのは、ニュージャージー州にあるラトガーズ大学教授のリチャード・エブライトと、ニューヨーク医科大学教授のスチュアート・ニューマンである。現在、このようなバイオ研究施設は、ＢＳＬ（Biosafety Lebel）１〜４の四段階で管理され、遺伝子操作したウイルスなどが環境中に漏れ出ないようにしている。ＢＳＬ４が最も厳しく、例えばエボラ出血熱ウイルスなどは、この条件で管理しなければならない。逆にＢＳＬ１は理科の実験室に毛が生えた程度である。コロナウイルスは基準が低いＢＳＬ２

での管理で、これでは環境中に漏れ出るのを防ぐことができない、というのがこれらの研究者の指摘である（Bulletin of the Atomic Scientist 二〇二〇年三月三〇日）

バイオテクノロジーの応用が進み、日常的にウイルスや細菌が改造されている。遺伝子組み換え技術に続きゲノム編集技術が登場し、そのような改造微生物を扱う施設も世界中にくまなく広がり、そこから改造した微生物が漏れ出れば、いつでもバイオハザードがあり得る状況になってきている。

遺伝子組み換え説も登場

その後の調査で、二つの研究所の中で、武漢ウイルス研究所で行われてきたコロナウイルスの研究には、米国立アレルギー・感染症研究所（ＮＩＡＩＤ）が資金を提供していたことが明らかになった。ウイルスの機能強化を目的に六年間で三七〇万ドルの資金を提供している。機能強化とは感染力や病原性の増幅である。さらにはコロナウイルスの収集や研究に五年間で三七〇万ドル、計七四〇万ドルを提供していた。

また、四月二九日、米国の生命科学資源プロジェクトの科学者ジョナサン・レーサムが全米で放送されたラジオのインタヴューで、武漢で行われていたコウモリ由来のコロナウイルスを人間の細胞に入れて増幅させる研究に強い懸念を表明した。この研究は、ニューヨークにあるエコヘルス・アライアンスが資金を提供し、米中共同で行われている。同アライアンスのアドバイザーには、米国での生物兵器開発の最前線にある「フォートデトリック研究所」として名高い米国陸軍感染症医学研究所の元司令官だったデヴィッド・フランツがいると指摘。またこの研究には、巨大多国籍企業が絡んでいるとも指摘した。

新型コロナウイルスが、遺伝子組み換え技術で改造されたものかどうかをめぐっても、議論が続いている。ニューヨーク医科大学の細胞生物学者で解剖学者でもあるスチュアート・ニューマンは、改めて新型コロナウイルスが遺伝子操作された可能性があることを指摘した。これまで遺伝子操作説を否定してきた中で最も有力な論文に、ミシガン大学医学部のクリスチャン・アンダーセンらによって書かれた論文があるが、スチュアート・ニューマンはこの論文について、「以前に同定されたコロナウイルスと比較したもので説得力がない」と指摘した。分子生物学者のマイケル・アントニオもまた、遺伝子操作を否定する説に疑問を投げかけている。ただしマイケル・アントニオもスチュアート・ニューマンも、遺伝子組み換えが行われた可能性が強いが、生物兵器が目的とは思えないと述べている。感染力を強化する研究は、ワクチン開発や治療法開発に向けて世界中で行われているからだと指摘している（Independent Science News 二〇二〇年五月五日ほか）。

次々に登場するこれらの疑問に対して、答えが出されないままである。また中国政府によって、真相究明が行われないどころか、解明が妨げられてきている。

（バイオジャーナル二〇二〇年五月号ほか）

第4章

政府が潰してきた感染症対策

——感染爆発に対応できない公衆衛生の現状

崩壊させられた公衆衛生

感染症が起きた際に、その対応で最も大切なのが公衆衛生であり、その拠点が地域の保健所である。保健所の働き次第で感染の広がりも死亡率も変わってくる。世界的に見ても、経済優先政策の中で、公衆衛生への取り組みが軽視されているか、崩壊しているところが増えている。インドのように公衆衛生が崩壊した国や地域では、今回のような新型コロナウイルスによる感染症が発生すると死亡率が高くなる。

ではこの日本の現場はどうか。実は崩壊寸前にあるといってよい。公衆衛生が崩壊した日本の状況においては、爆発的な拡大が起きることが予想される。もし爆発的な拡大が起きたとしても抑えることができない状況にあり、最悪の事態を招くことも考えられる。原因は、国の政策で保健所が半減、そこにいる保健師が大幅に削減され、その役割も変更されてきたからである。日本では公衆衛生が軽視されてきたのである。

これ以上感染者が拡大すると、パンク状態になるのは目に見えている。

国の医療や健康に関する政策が大きく転換したのは、一九八〇年代である。それまで柱にしてきた感染症から生活習慣病へと重点が移った。経済効果がない公衆衛生は軽視され、経済効果が大きながんや循環器病、糖尿病などへと政策の柱が変更された。公衆衛生のみならず、医療においても不採算部門は切り捨ての傾向が強まった。それは今回のベッド数不足が雄弁に物語っている。もはや病院での感染症対策も崩壊寸前の状態になっている。

保健所の数は減少の一途をたどった。一九九四年に保健所法が改悪され、法律の名称も「地域保健法」となった。これ以降、保健所が削減され、そのあり方も変更された。「公衆衛生にかける費用は無駄なお金だとして削減を図るためである。それまで保健所には一五~二〇人くらいの保健師が配置されていたが、いまは五~六人程度になってしまいました」と指摘するのは、全国保健師活動研究会で長年、保健所や保健師の削減に反対して取り組んできた菊池頌子さんである。菊池さんによると、横浜市、大阪市、京都市のような大きな自治体でも、保健所が一つになってしまったという。

この法律に基づいて、保健所の統廃合が進められたためである。平成の三〇年間で見ると、一九八九年（元年）の保健所の数は八四八だった。それが二〇一八年（三〇）年になると四六九にまで減らされてきた。これが公衆衛生軽視の実態である。

感染症から生活習慣病へ

医療の中心もがん医療に置かれた。それはがんというものが、医薬品開発や医療機器開発にとどまらず、さまざまな業種にかかわる幅広い産業のすそ野を持っているからである。医療機器、ＡＩ企業、新素材、医薬品、病院、バイオベンチャー、健康食品、オンライン医療、ＩＴ企業、ホテル産業など多数の産業・企業がかかわってくる。最近では教育現場でも、がん教育が推進されるまでになった。医療が人々を救うものから、経済効果をもたらすものへと変更されてきたのである。

厚生省が「対がん一〇か年戦略」をスタートさせたのが一九八四年だった。そ

保健所の数の推移（平成年度）

平成１年	848	16	571
2	850	17	549
3	852	18	535
4	852	19	518
5	848	20	517
6	847	21	510
7	845	22	494
8	845	23	495
9	706	24	495
10	663	25	494
11	641	26	490
12	594	27	486
13	592	28	480
14	582	29	481
15	576	30	469

れ以降、一九九四年、二〇〇四年、二〇一四年と一〇年ごとに戦略が見直されてきた。また二〇〇七年には「がん対策基本法」が施行され、国は一貫してがん対策を医療や健康の柱に据えてきた。がんとともに重点化してきたのが、心臓や血管などの循環器病や糖尿病であり、生活習慣病が柱になって、医療政策が進められてきた。

二〇〇〇年に健康日本21がスタートし、二〇〇二年に健康増進法が公布され、保健師の役割も公衆衛生から国民の健康づくりの推進、生活習慣病対策に重点が置かれるようになった。胴回りを測定するメタボ検査が行われ、少しでも太いと生活指導が行われるようになった。二〇〇八年には特定保健指導が始まり、生活習慣を見直すサポートが求められるようになった。その際、糖尿病検査が入れられ結核検査が外された。感染症よりも生活習慣病へという流れに基づいた変更である。

そして感染症対策の柱に据えてきたのは、公衆衛生ではなく、ワクチンや抗ウイルス剤の開発である。ここにおいても経済効果が優先されてきた。企業のための「健康・医療政策」なのである。この場合、とくに多くなったのがワクチン接種である。これにより赤ちゃんから子どもの時期に、ワクチン・スケジュールが設定されるほど、絶え間ないワクチン漬けの状態が作られた。また高齢者へのインフルエンザ・ワクチン接種に見られるように、さまざまな年齢層へも拡大されてきた。ワクチン・メーカーにとっては我が世の春といっていいほどである。タミフルなど、抗ウイルス剤の開発も活発であり、今回の新型コロナウイルスによって開発合戦が起きている。人間のＤＮＡの半分以上がウイルス由来である。ウイルスが外部から遺伝子を持ち込むことで人間は進化が可能だった。抗ウイルス剤は、自分自身を攻撃することになる。そのためタミフルに見られる異常行動や突然死といったような、重大な薬害を引き起こす危険性がある。

公衆衛生の基本は保健所である。保健所は、憲法二五条によって国が義務付けた「公衆衛生の向上及び増進」を担う機関として設置されたのである。そのため国が補助を行っていたのであるが、その負担を削減するのが目的で、保健所そのものの削減が図られ、保健所にいる保健師も削減された。今回、新型コロナウイルスによる感染が爆発的に増えた際に、削減された保健所の機能が崩壊し、日本の公衆衛生が崩壊するのは必至である。その責任は、政府の政策にある。

（週刊金曜日二〇二〇年四月一六日号）

日本の健康・医療行政の柱としての対がん国家戦略

一九八四年　対がん一〇か年総合戦略（厚生省）
一九九四年　がん克服新一〇か年戦略（文部省・科技庁が加わる）
二〇〇〇年　健康日本21始まる（柱はがんと循環器病）

二〇〇二年　健康増進法公布
二〇〇四年　第三次対がん一〇か年総合戦略
二〇〇五年　がん対策推進本部
　　　　　　がん対策推進アクションプラン二〇〇五
二〇〇七年　がん対策基本法を施行
　　　　　　それに基づきがん対策推進基本計画策定（五年ごとの見直し）
二〇一二年六月　第二期がん対策推進基本計画策定
二〇一四年　がん研究一〇か年総合戦略（経産省加わる）
二〇一六年　改正がん対策基本法を施行

第5章

広がる「うつる病気」への差別と偏見

感染症がもたらす人権侵害

感染拡大とともに、人権侵害が広がっている。感染症は、必ずといっていいほど差別と偏見をもたらしてきた。新型コロナウイルスがもたらした感染症拡大は、それが顕著に現れている。感染が広がれば広がるほど、差別と偏見は深刻化することが、改めて示されたといえる。

感染症に対する差別と偏見の代表が、ハンセン病患者が受けた人権侵害であり、それは言語に絶するものだった。「うつる病気」だとされ、一九〇七年に制定されたらい予防法により隔離され、不妊手術が強制され、人間としての扱いを奪われた。この法律が廃止されたのは、なんと一九九八年のことである。しかし、その後も差別と偏見はなくなっていない。

ハンセン病のように、うつらない病気がうつる病気とされ、差別された例として水保病などの公害病でもあった。最近でも、福島第一原発事故後、放射能がうつるとして被曝労働者や福島県出身者が差別され攻撃されたことはまだ記憶に生々しい。

ハンセン病と同様のケースがＨＩＶ（エイズウイルス）感染者に対して起きた。感染者を「取り締まる」性質をもったエイズ予防法が一九八八年一二月に成立した。この法律は「らい予防法」を模倣して作られ、怖い病気のイメージが増幅された。米国において一九八一年頃から、この感染症が男性同性愛者の間で広がり、マスメディアがセンセーショナルに扱ったことから、男性同性愛者への差別や偏見が広がった。「エイズ」という言葉自体が差別的な使われ方をしたのである。日本では女性の感染者が確認されると、売買春の関係が取りざたされ、マスメディアによる過剰な報道が始まり、エイズ・パニックと呼ばれる状況がつくられた。当時、日本での感染者の九割以上が血液製剤の汚染による血友病の人たちだったことから、とくに血友病の人たちへの就学や就職拒否、嫌がらせやいじめが広がっていった。

二〇〇九年に新型インフルエンザウイルスによる感染拡大が起きた際、県立神戸高校の生徒が国内初感染者と発表されたことで、マスメディアが同校に殺到し、過熱報道が起きた。当人はもとより、学校までもが「ばい菌」扱いされ、高校生がその時受けた心の傷は長い間続いたのである。このような事態は、同校以外にも広がっていった。

今回はさらに深刻さを増している。最初はクルーズ船「ダイヤモンド・プリンセス号」乗客が対象になった。連日報道されたこともあり、下船した際には隠れるように自宅に帰ることになった。加えて、中国・武漢からチャーター機で帰国した人や、それらの人たちに対応した医療従事者にまで及び、タクシーの乗車拒否も起きている。これをきっかけに、人を見たら感染者と思えといった空気が広がり、ましてや感染者として確認されると、その家族を含めて、心ない発言などが投げつけられるようになった。

これまでと違う点は、スマホの広がりによってSNSによる差別や偏見、心ない発言の書き込みが爆発的に増加したことである。

福島第一原発事故の際、福島県からの避難者ということだけで宿泊を拒否されたり、レストランやガソリンスタンドで福島県人入店拒否の張り紙がされた。

今回も、中国人入店お断りという張り紙が出されるケースがあった。世界的にも、中国人やアジア系市民に対して罵声が浴びせられるケースが相次いでいる。原発事故では福島ナンバーを付けたトラックが、搬入を拒否され、わざわざ別のトラックに積み換えて納品した例もあるが、今回の場合、県外ナンバーの自動車に対する嫌がらせが起きている。

SNSでの誹謗中傷や攻撃は、感染者にとどまらず、医療従事者、宅配など運送業に携わる人にまで広がった。医療関係者の入店拒否、タクシーの乗車拒否、子どもの保育園での預かり拒否まで起きている。

生命の線引きが

このように差別と偏見がさまざまな形で表れている中、障害者が声を上げたのが、生命の線引きをめぐってである。新型コロナウイルス感染症対策本部が、「人工呼吸器などは数に限りがあるため、使用の有無などについて事前の意思表示を議論する必要がある」とする旨の分析・提言を行ったからだ。人工呼吸器は数が少ない、優先順位をつける必要があるという趣旨の提言である。誰を助け、誰を助けないかとする議論は、脳死・臓器移植の際にも大きな議論になった。数少ない提供臓器を移植する際に、いのちの選別が起きる可能性が強いからである。

いのちの線引きは今後、さらに広まっていきそうである。オランダでは高齢者に対して、感染しても治療しない医療機関が出てきた。同国では安楽死が認められている。安楽死や尊厳死が認められると、このような命の選別が起きやすいことを指摘してきたのは医療被害者や障害者である。その他にも、心身に障害がある人や持病を抱えている人などの救命治療が後回しにされ、死亡するケースも伝えられている。

なぜ、ここまで人権の軽視が増幅されたのか。そのひとつに安倍政権（当時）の政策がある。同政権は、監視国家化の道を加速させ、人権を抑圧、軽視してきた。マイナンバー制度をスタートさせ、共謀罪まで成立させ、人権を奪う政策を進めてきた。今回も、コロナウイルス感染追跡アプリ開発に官民挙げて取り組んでいる。これにオリンピックで大規模導入予定の顔認証制度を加えれば、監視国家の基本が形成できる。人権が軽視されれば、差別と偏見はいっそう拡大し、命の選別が公然と起きてしまうのは必然といえる。

（二〇二一年五月執筆）

第6章

ワクチンの大規模契約に走る政府

巨大多国籍企業が前面に出てくる

ワクチン開発が成果を上げ始めてきた。それとともに各国政府がワクチンの奪い合いを始めた。米国ではトランプ政権が、ワクチン確保を成果として強調しており、中国政府やロシア政府など大国は、ワクチン外交を開始し始めている。

そんな中にあって、日本でも厚労省が、新型コロナワクチンについて、七月三一日に米国ファイザー社との間で、同社のｍＲＮＡ（メッセンジャーＲＮＡ）ワクチンが成功した場合、二〇二一年六月までに六〇〇〇万人分の供給をうけることで基本的に合意したたと発表した。

同省はさらに、八月七日には、英国アストラゼネカ社との間でもウイルスベクター・ワクチンについて、二〇二一年初頭から一億二〇〇〇万回分の供給を受けることで基本合意したと発表した。

先進各国に負けてはいけないとばかりに、日本政府も積極的に確保に動いているのである。いわば先進国間によるワクチン分捕り合戦の様相を呈してきた。しかし、まだワクチンができておらず、その有効性や安全性すら分からない段階での合意であり、無謀な契約だといえる。

ワクチン開発は、以前はウイルスの毒性を弱めた生ワクチンが用いられていた。このワクチンの場合、毒性を回復して起こす副反応が一定の割合で起きることから、ウイルスを働かないようにした不活化ワクチンへと移行していった。不活化ワクチンは効果が弱く、作用のメカニズムも異なることから、複数回接種が必要な上に免疫力を高めるアジュバント（免疫反応増強剤）が必要で、それらが接種する人の体への負担を大きくしてきた。しかもワクチン開発には、少なくとも一〇年以上がかかるのが当たり前だった。

それら従来の方法に代わり、バイオテクノロジーを応用した開発が主流になってきた。これはＨＰＶ（子宮頸がん）ワクチンが先鞭をつけたもので、「遺伝子組み換えウイルス様粒子（ＶＬＰ）ワクチン」と呼ばれるものである。蛾の細胞を用いた遺伝子組み換え技術で開発したものである。ウイルスのたんぱく質を作る遺伝子を蛾の細胞に導入して、その蛾の細胞を増殖させ、たんぱく質を量産する。そのたんぱく質を集積してワクチンに加工するのである。遺伝子組み換えたんぱくワクチンも、このＶＬＰワクチンに似たもので、細菌などの細胞を用い、ウイルスのたんぱく質の一部を作らせ、それを集積してワクチンに加工している。

今回も大阪大学発のバイオベンチャーのアンジェス社などが開発を進めているワクチンのひとつに、このＶＬＰワクチンがある。

しかし、この技術でのワクチン開発も短縮されたとはいえ、最低四〜五年を必要とすることから、さらに時間を短縮できるＤＮＡやｍＲＮＡ、あるいはウイルスベクターを用いた、新型遺伝子ワクチンへと、開発の方法が大きく変化している。この新型遺伝子ワクチンは、開発期間が短縮されるだけでなく、量産が容易である。今回のような急いで大量に必要な際には、最適である。

しかし、これまで接種の経験がないワクチンであることから、有効性や安全性が大きな問題になってくる。

人体実験である

いま、新型コロナウイルスによる感染症拡大に対して、各国政府とも、対策を急がせており、その有力な決め手がワクチンになっている。米国政府、ＥＵなど先進国政府は、通常ワクチン開発で必要な審査を短縮させるなど規制を徹底して緩和して、ワクチン開発を急がせている。日本政府も基礎研究と動物実験、人間を用いた臨床研究を並行して進めることを容認しており、多額の予算を付けて開発を進めている。同時並行ということは、安全性も有効性もほとんど確認されない段階で人間に接種してそれを確認する方法になる。

いま開発されている新型遺伝子ワクチンは、これまでは遺伝子治療でしか行われてこなかった、人間の細胞を用いた遺伝子操作に当たる。にもかかわらず最初から安全性は軽視されており、まさに人体実験である。ナチス・ドイツの経験を踏まえ先端医療における人体実験を禁止した、世界医師会によるヘルシンキ宣言（一九六四年）に違反する行為だといえる。

開発企業も変わってきた。二〇二〇年二～三月まで、開発の主体は米国や中国のワクチンメーカーや一部のバイテク・ベンチャーが中心だった（第2章参照）。それがいま、多国籍製薬企業が前面に出て、バイオベンチャーと組んで、多額の資金を注ぎ込んでの開発へと移行した。日本政府が契約に基本合意した、米国ファイザー、英国アストラゼネカなどがその多国籍企業にあたり、これら二社が開発している新型遺伝子ワクチンは、いずれも一年未満の開発期間である。少しでも早く開発した企業が、巨額の利益を得ることができる、そういう思惑が見てとれる。

新型遺伝子ワクチン

いまワクチン開発の主流となっている新型遺伝子ワクチンには、DNAワクチン、

ｍＲＮＡワクチン、ウイルスベクター・ワクチンがある。それらは従来のワクチンとは根本的に異なるものである。どのように異なるのか。

従来のワクチンである生ワクチン、不活化ワクチン、ＶＬＰワクチンは、いずれもウイルスそのものやウイルスの一部のたんぱく質、すなわち抗原そのものを作って人間に接種してきた。

それに対して、この新型遺伝子ワクチンは、人間の体内に遺伝物質を導入し、ウイルスのたんぱく質の一部（抗原）を人間の細胞内で作るようにするものである。すなわちワクチンの働きをする物質は、人間が体内で作り出すことになる。これは遺伝子治療の考え方であり、人間の遺伝子操作である。

ひとつひとつを見ていこう。ＤＮＡワクチンは、抗原蛋白質を作る遺伝子のＤＮＡを人工合成、プラスミドに乗せて接種する。ｍＲＮＡワクチンは、抗原蛋白質を作る遺伝子のｍＲＮＡを人工合成、脂質ナノ粒子などに閉じ込めて接種する。ウイルスベクター・ワクチンは、ウイルスに抗原蛋白質を作る遺伝子を組み込んで接種する。そのウイルスには、アデノウイルスなどが用いられる。これらのワクチンは、これまでのワクチンにはほとんどなかったものばかりである。唯一の例外が、ウイルスベクター・ワクチンで、エボラウイルス・ワクチンで承認されたものがあるだけである。この場合は、緊急かつ深刻な感染症ということで、例外的に承認されたのである。

ではどのような問題点があるのだろうか。

一　開発が優先され、安全性が軽視されている。臨床実験は、段階を踏んでおらず、人体実験そのものである。これは最先端の医療技術での人体実験を禁じたヘルシンキ宣言に反するものである。

二　ウイルスベクター・ワクチンの場合、弱毒ウイルスを用いても毒性を復活させることがあり、たまたまそれを接種された人に深刻な副反応をもたらす可能性がある。

三　ワクチンの有効性そのものにも疑問がある。新型コロナウイルスの実像は分かっておらず、感染者でも急速に免疫反応が衰えるなどの問題が指摘されている。また変異株が広がっており、新たな変異種出現の可能性もあり、どこまで有効か分からない。

四　ｍＲＮＡワクチンは、使われるｍＲＮＡが非常に不安定な物質であり、冷凍での保存や輸送が必要である。ＤＮＡと違い、ＲＮＡはほとんど研究されてこなかった遺伝物質である。この場合も有効に働くか疑問がある。

五　いずれも人間の遺伝子操作であり、導入した遺伝物質が血液に乗って生殖細胞に移行すれば、人間の遺伝子改造につながりかねない。

六　人間の複雑な免疫システムに介入するため、このような無理な人体実験が、アレルギーや過敏症、自己免疫疾患などをもたらす危険性がある。

七　ＳＡＲＳのワクチン開発がとん挫した原因である、ウイルスの感染や増殖が強まる抗体依存性感染増強（ＡＤＥ）や、ワクチン関連呼吸器疾患増強（ＥＲＤ）が起きる可能性がある。

八　免疫系への介入が、お互いに情報のやりとりを行っている、脳神経系や内分泌系に影響をもたらす危険性がある。

九　ＲＮＡウイルスの持つ特徴である変化の起こしやすさが、変異株を広げ、さらにそのためにワクチンが必要になる、屋上屋を重ねるワクチン漬け社会がやってくる可能性がある。
以上が指摘できる点である。実に壮大で危険な人体実験といえる。大規模な購入契約がやがて被害を拡大し、製薬メーカーのみが巨額の利益を得るのではと懸念される。
（週刊金曜日二〇二〇年八月二八日号に加筆）

従来型とワクチン（ウイルスそのものを接種）

生ワクチン　弱毒ウイルスを接種。一定の割合でウイルスが毒性を取り戻し副反応をもたらすことから、現在、新型コロナワクチンでの開発は行われていない。

不活化ワクチン　死んだウイルスを接種。複数回接種とアジュバント（免疫反応増強剤）使用により体の負担が大きい。新型コロナワクチンでは、主に中国で開発が進められている。

遺伝子組み換え技術で作るワクチン（遺伝子組み換え技術でウイルスのたんぱく質を作る）

遺伝子組み換えウイルス様粒子（ＶＬＰ）ワクチン　蛾の細胞用いてウイルスの外皮蛋白質を集積して作り、アジュバントを加えて製品化し、接種する。ＨＰＶ（子宮頸がん）ワクチンで激しい副反応が出た。新型コロナワクチンでは、大阪大学などで開発が進められている。

遺伝子組み換えたんぱくワクチン　ウイルスの抗原蛋白質を細菌などで作り、アジュバンドを加えて製品化し、接種する。フランスでインフルエンザワクチンが作られているのみ。遺伝子組み換えペプチドワクチンもこれにあたり、ロシアで承認された「エピワクコロナ」がこれにあたる。

遺伝子を体内に入れ、体内で抗原を作らせるワクチン（これが今の開発の主流）

ＤＮＡワクチン　抗原蛋白質を作る遺伝子のＤＮＡを人工合成、プラスミドに乗せてそのまま接種する。これまでに承認されたワクチンはない。

ｍＲＮＡワクチン　抗原蛋白質を作る遺伝子のｍＲＮＡを人工合成、脂質ナノ粒子などに閉じ込めて接種する。これまでに承認されたワクチンはない。

ウイルスベクター・ワクチン　ウイルスに抗原蛋白質を作る遺伝子を組み込んで接種する。アデノウイルスなどが用いられるが、これまで作られたワクチンは、エボラウイルス・ワクチンで緊急に承認されたものがあるだけ。

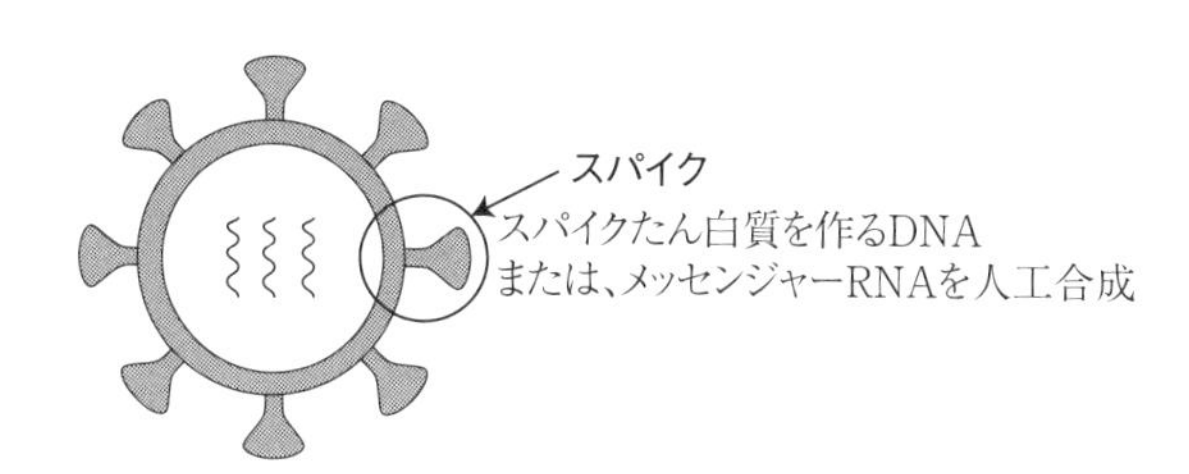
スパイク
スパイクたん白質を作るDNA
または、メッセンジャーRNAを人工合成

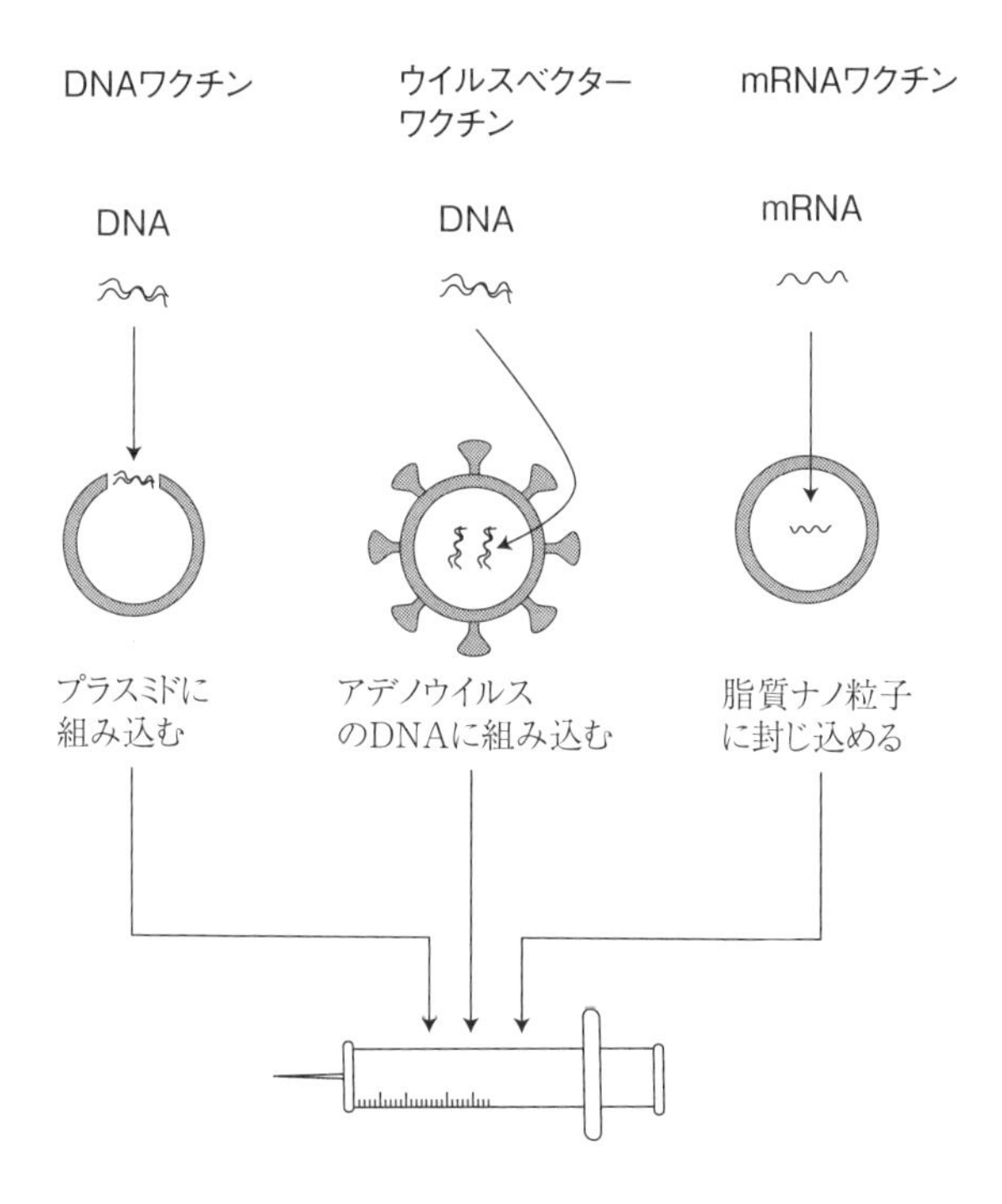
DNAワクチン
ウイルスベクター
ワクチン
mRNAワクチン
DNA
DNA
mRNA
プラスミドに
組み込む
アデノウイルス
のDNAに組み込む
脂質ナノ粒子
に封じ込める

日本が購入を契約した三社

英国・アストラゼネカ社、オックスフォード大学と組んで開発　ウイルスベクター・ワクチン（チンパンジー・アデノウイルスを使用）

米国・ファイザー社、ビオンテク社と組んで開発　ｍＲＮＡワクチン（ｍＲＮＡを脂質ナノ粒子に包む）

米国・モデルナ社が開発　ｍＲＮＡワクチン（ｍＲＮＡを脂質ナノ粒子に包む）（ベンチャー企業、日本では武田薬品が販売）

第7章
医薬品メーカーの最近の動向

医薬品産業が陥っている状況

ここで最近の医薬品産業の状況の変化について見ていこう。いまは予防接種過剰時代だが、このような時代をもたらした最大の要因が、経済性を優先し製薬業界に配慮した厚生行政だといえる。その背景にあるのが、今の製薬産業が置かれている状況にある。製薬メーカーが安泰な時にはこのような過剰な売り込みは行われてこなかったが、いま製薬産業は危機の時代にあるといっていい。

医薬品の最大の特徴は、薬九層倍（くすりくそうばい）と呼ばれた、原価の安さであり、それに比しての価格の高さだった。製造原価が数百円の薬が数万円で販売されるということもまれではない。その利益をもたらしたものこそ、新薬の開発と、設定される価格の高さだった。製薬企業は、もともと無借金経営の優良企業が多かった。いま、その製薬業界に構造的変化が起きてきた。開発自体が、化学医薬品からバイオ医薬品へと大きく変化してきた。新薬開発の最大の利益の源が知的財産権になってきた。

しかし、その構造の変化が、危機の時代を招いたといえる。そのため売り上げを増やすために、これまであまり取り組んでこなかったワクチン開発にも手を出し始めたといえる。そのワクチンがまた、いま大きな利益をもたらす源泉になってきたのである。

医薬品産業が陥っている危機とはどんなものなのかというと、それを一言でいうと、新薬依存体質に限界が来たということである。もともと医薬品産業は、新薬への依存が強かった。医薬品は、新薬として登録されると薬価が設定される。これは大衆薬ではなく病院などで処方される薬のことである。薬の値段の最大の特徴は、新薬の時に最も高い価格が設定されており、薬価の見直しが行われ、徐々に価格が下がっていくことにある。新薬の時が最も利益があげられるため、新薬開発に力点が置かれてきた。その利益の源泉が、他社の参入を阻むことができる知的財産権である。

製薬企業が陥ってきた危機の一番大きな要因が、相次ぐ特許切れ問題である。特許が切れると、安価なジェネリック医薬品が増えていく。業界では以前「二〇一〇年問題」といわれていたが、この年以降相次いで主要な医薬品で特許切れが起き、ジェネリック医薬品が続々登場することになった。利益の源泉が失われ、容易に開発が進まない新薬開発に依存できなくなったのである。

そのことが、一方で業界再編を加速してきた。他方で、化学医薬品から、バイオ医薬品への流れを加速してきた。

ワクチン開発の変化

医薬品業界で起きている大きな再編から見ていくと、グローバル化という波に飲み込まれることになった。多国籍企業による合併・買収が進み、日本の大手製薬メーカーが相次いで外資の傘下に入り始めた。外資の席巻といってもよいだろう。日本市場最大の売り上げを見ても、一時、米国のファイザー社が、国内最大の売り上げを誇ってきた武田薬品を上回ってしまったことがある。

そのファイザーなど多国籍企業の動きとしては、中国進出が目立つものの、日本企業の買収も相次いでいる。買収されたり子会社化された日本企業をあげると、中外製薬（ロシュに買収される）、万有製薬（メルクに買収される。現在ＭＳＤ株式会社）、エスエス製薬（ベーリンガー・インゲルハイムの傘下に。現在はサノフィグループの一員に）、田辺製薬（ファイザーの日本法人。現在は田辺三菱製薬）、藤沢薬品（アストラゼネカやスミスクラインと提携。現在は山之内製薬と合併してアステラス製薬）などである。このように日本の大手製薬企業が相次いで、外国企業によって買収されたり、傘下に入ったり、提携してしまったのである。

ワクチン・メーカーというとかつては、主要六社といわれ、武田薬品、（社）北里研究所、（財）化学及血清療法研究所、（財）阪大微生物研究所、デンカ生研、サノフィ・パスツールであった。ＢＣＧとツベルクリンに関しては、日本ビーシージー製造（株）が、ポリオに関しては、（財）日本ポリオ研究所が、インフルエンザワクチン・メーカーは、田辺三菱製薬、デンカ生研、アステラス製薬（化血研）、第一三共（北里研究所）となっている。もともとワクチン・メーカーは、専門的な分野で、利益も大きくなく、製薬大手が乗り出す分野ではなかった。しかし、最近はそこに変化が起きてきた。

新たな動きは、今回の新型コロナワクチンに象徴されるように、ワクチンの開発・製造・販売は巨大多国籍企業が主導し、バイテクベンチャーと組んで行い、大規模な利益を生み出すものに変わってきたといえる。

新型コロナワクチンに依存する日本の製薬企業

新型コロナウイルス感染症拡大により、病院に行く人が減少し、医薬品の売り上げは大幅に減少している。その象徴が武田薬品で、二〇二一年二月二六日、国内で販売する糖尿病治療薬四製品に関して資産を売却せざるを得ないところに追い込まれた。その武田薬品が期待しているのが、同社が販売するモデルナ社の新型コロナワクチンである。これから日本の製薬企業の、ワクチン依存体質が進みそうである。

ＪＣＲファーマも二〇二一年三月四日に、神戸市西区の工業団地内の神戸サイエンスパーク内に、ワクチン製造工場を新設することを発表した。ここで同社は、アストラゼネカ社の新型コロナワクチンの製造を行うことになっている。これから工場を建設するので、稼働するのは二〇二三年予定で、まだ先のことである。そこには変異株へのワクチン製造を見込んでいると同時に、他の感染症での新たなワクチン開発や製造への期待もあると思われる。

以上のように、いま日本の製薬産業は大きな過渡期にあり、全体的に危機の時代を迎えている。その中で多国籍企業が買収などで巨大化を進め、その流れに日本の製薬産業全体が飲み込まれつつあるといえる。その巨大多国籍製薬産業が救世主として位置付けているのが、今回の新型コロナワクチン開発である。

大きく変わる開発の方法

研究開発の主役も、今やバイオテクノロジーに重点が置かれている。今回の新型コロナワクチンの開発は、バイオテクノロジーでの開発一辺倒である。しかも、その開発の進め方も、従来とは異なる。その特徴は、一つは遺伝子組み換え技術からゲノム編集技術への移行である。さらにはｉＰＳ細胞やＥＳ細胞のような、取り扱いに慎重さが求められていた人工的な多能性幹細胞の利用も加速してきた。もう一つはＲＮＡ研究の推進である。

遺伝子を用いた研究開発は、従来はＤＮＡが主役だった。いまやＲＮＡ研究が主役になりつつある。今回のｍＲＮＡワクチンは、その一つの成果である。もう一つが研究・開発の主役が製薬企業からバイオベンチャーへ移行していることである。製薬企業も、リスクの大きな研究開発をベンチャー企業に任せて、製造・販売に力を入れることで大きな利益を上げ始めている。ファイザーと組んだビオンテクがその象徴だといえる。

このことは、バイオハザードをもたらす、大変危険な状況をもたらしつつあるといえるし、また生命倫理が、これ以上は踏み込んではいけないとする領域を侵犯する事態にもなっている。その象徴が、今回の新型遺伝子ワクチンだといえる。

世界の医薬品を支配する巨大多国籍企業（売上高と開発中の新型コロナワクチン・医薬品）

1　ロシュ（スイス）　七兆〇二一二億円（重症肺炎を対象とした治療薬）

2　ファイザー（米国）　五兆五六八三億円（ｍＲＮＡワクチン、日本政府が購入を契約）

3　ノバルティス（スイス）　五兆一九二一億円（抗マラリア薬の新型コロナへの応用）

4　メルク（米国）　五兆〇三九九億円（ウイルスベクター・ワクチン（麻疹ウイルス使用））

5　ジョンソン・エンド・ジョンソン（米国）　四兆五四〇五億円（ウイルスベクター・ワクチン（アデノウイルス二六型使用））

6　グラクソ・スミスクライン（英国）　四兆五一九六億円（遺伝子組み換え蛋白質

ワクチン）

7　サノフィ（フランス）　四兆五〇四四億円　（遺伝子組み換え蛋白質ワクチン及びｍＲＮＡワクチン）

8　アッヴィ（米国）　三兆五七九四億円　（抗体医薬）

9　武田薬品工業　三兆二九一一億円（モデルナ社のｍＲＮＡワクチンを製造・販売）

10　アストラゼネカ（英国）　二兆四六五二億円（ウイルスベクター・ワクチン〔チンパンジー・アデノウイルス使用〕、日本政府が購入を契約）

11　ギリアド・サイエンシズ（米国）　二兆四一五五億円（抗ウイルス剤「レムデシビル」、日本ではすでに使用許可）

12　イーライリリー（米国）　二兆四〇一五億円（抗体医薬「バムラニマブ」がＦＤＡの緊急使用許可を得る）

（売上高は会社四季報・二〇二一年業界地図より）

第8章

細菌とウイルス

ウイルスと細菌（バクテリア）

感染症をもたらす病原微生物は、主に細菌とウイルスである。命にかかわるような病気を引き起こす微生物に感染しても発病を免れることを目的に、ワクチンが開発され、作られ始めた。最初のワクチンは、ジェンナーが開発した牛痘である。ワクチンという言葉は、この牛痘のラテン語読みからきており、これは天然痘の予防のために開発されたものである。

さらにパスツールが狂犬病ワクチンを開発するなど、命にかかわるウイルス病対策が先行した。この成果は大変大きなものであった。細菌ではコッホによる炭疽菌に対するワクチンから始まった。最初に登場したワクチンの基本原理は病原微生物の弱毒化である。弱毒化した病原微生物を体内に取り込むと、それと闘う抵抗力である抗体ができ、本格的な病原微生物がやってきた際すでに抵抗力があるため、体が守られるという原理を応用したものである。

では細菌とウイルスとは、どのように違うのだろうか。細菌は、原初的なひとつの細胞からできている生物のことで、独立して生きることができ、細胞分裂で増殖する。病気を起こす細菌には、基本的に抗生物質が有効だが、抗生物質が登場するとともに、その抗生物質が効かない耐性菌が増え、新たな抗生物質が開発され、それに対する耐性菌が誕生し、といったイタチごっこが始まり、病院での治療ができないケースが増え続けてきた。その代表が、結核である。かつて克服されたと思っていたこの感染症が、再び猛威を振るっている。

そのような細菌に対して、ウイルスは生物と無生物の中間に位置し、単独では生きられず、生きた細胞に感染し増殖する。ウイルスは、自分を増殖するために人間などの細胞の中に入り、核の中のＤＮＡにもぐりこむ。その入り込んだ先のＤＮＡを利用して、自らを増殖させていく。

その生物がもともと住んでいる生物を自然宿主という。ウイルスは、その自然宿主には悪さをしない。もしその生物に悪い影響をもたらすと、そのウイルス自体が存在できなくなるからである。

たとえばインフルエンザウイルスの場合、自然宿主はシベリアなどに生息するカモで、その腸管に生息しているとされている。その渡り鳥のカモが中国南部などにわたっていき、そこで糞をすることで、鶏などに感染していく。豚や人間にも感染するようになり、これらの動物を行き来するうちに、突然、毒性が強いウイルスが誕生することがある。それが高病原性鳥インフルエンザウイルスである。

ウイルスや細菌は、私たち人間にとって、きわめて大切な役割を果たしてきており、今も大切な存在である。例えば、私たちの今日の姿かたちをもたらした進化は、ウイルスなしではありえない。遺伝子のＤＮＡは、自己複製を繰り返していくため、なかなか変化が起きない。その変化をもたらしてきたのが、ウイルスがもたらす外来の遺伝子である。私たちのＤＮＡの半分は、ウイルスがもたらしたものと見られている。

また、人間に常在しているウイルスも数多くの種類が存在している。細菌もまた、私たちの体を守ってくれている重要な存在である。皮膚にも数多くの常在菌がおり、腸内細菌に至っては、免疫システムの要になっている。

RNAウイルス

そのウイルスには、遺伝子がDNAのものと、RNAのものとがある。インフルエンザウイルスやコロナウイルスはRNAを遺伝子にもつ。DNAを遺伝子に持つウイルスは、変化が緩やかだが、RNAを遺伝子に持つウイルスは、変化が激しい。というのは、DNAは二重らせん構造をもち、対の構造を持っている。突然変異が起きても対の相方が修正してくれるため、変化が起き難い。しかし、RNAは一本鎖でありその修正能力がない。そのため変化が起きるとそのまま受け継がれ、さまざまな変異株が作られていくのである。新型コロナウイルスは、この変化が絶え間なく起きており、次々と現れる変異株に苦しめられているのである。

RNAウイルスの場合、感染し核の中のDNAに入り込まなくてはいけない。そのためRNAからDNAを作り出すことが必要になる。通常、遺伝子の働きは、核の中にあるＤＮＡからｍＲＮＡに転写され、その情報を基にアミノ酸がつなげられ、たんぱく質が作られていく。これをＤＮＡセントラルドグマという。その仕組みに逆らうことになる。ＲＮＡからＤＮＡを作り出すためには、この「逆転写」が必要になる。その際に必要なのが、逆転写酵素と呼ばれるものである。ＲＮＡウイルスには必要な酵素である。この逆転写でＤＮＡが作り出され、人間の細胞の核の中のＤＮＡに入り込む。そして、しばらくじっと潜伏しているのである。核の中にあるＤＮＡに潜り込んだウイルスの遺伝子は、潜伏期間を経て、人間のＤＮＡを利用して自らを大量に増やして、細胞を食い破って出てくることになる。その時が発病である。

新型コロナウイルスは逆転写酵素をもたない。人間の細胞に感染したウイルスのＲＮＡは、リボソームを利用して自らを大量に増やす。

ウイルスの場合、このような遺伝子の発現の仕組みを利用して自らを増殖させるため、細胞や遺伝子に影響を与えずに、ウイルスの増殖を阻害する物質（医薬品）を作り出すことはできない。そのため治療薬は、ウイルス感染が引き起こす症状に対するものしかできない。

ウイルスの感染の仕組み

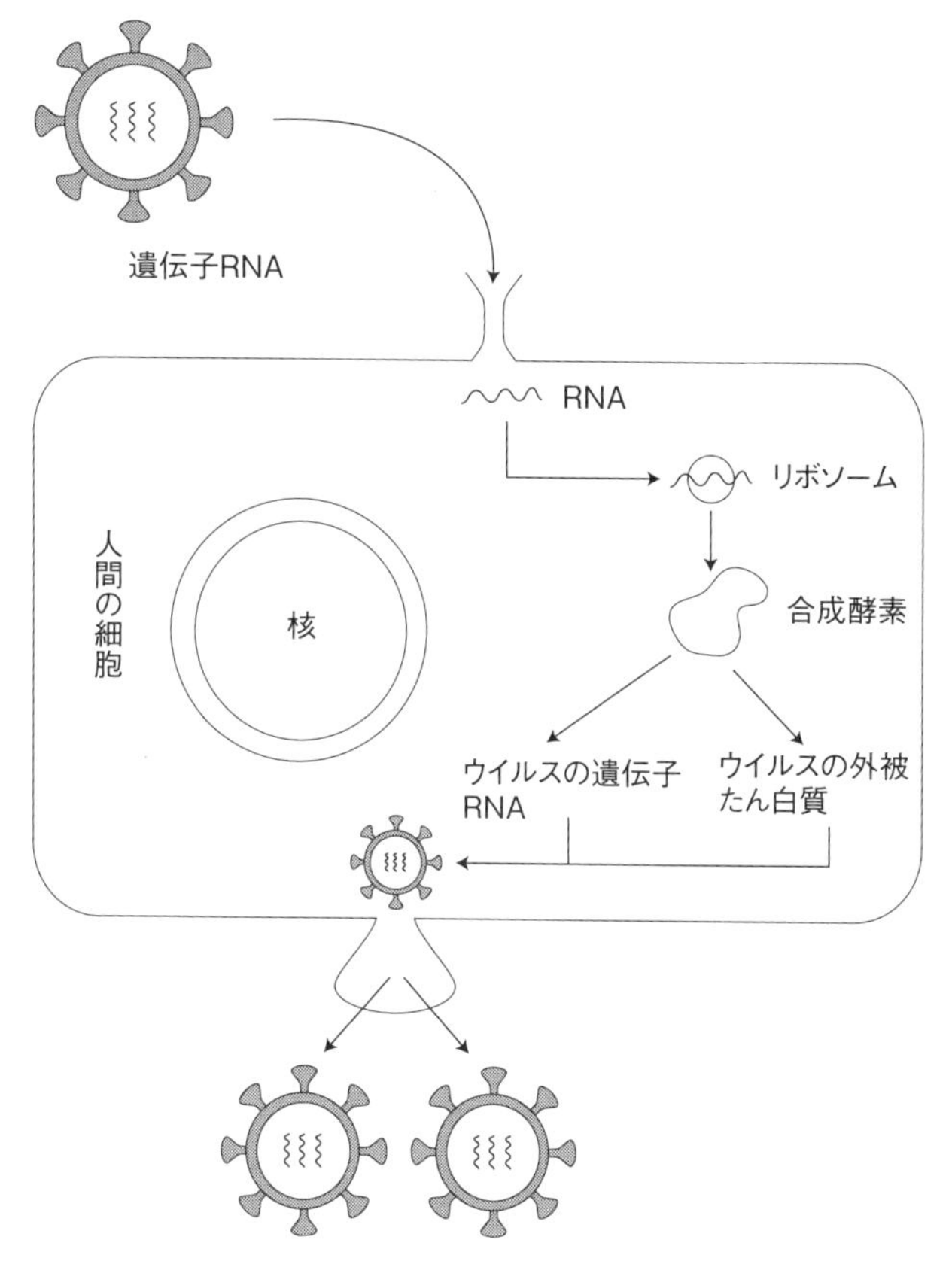

新型コロナウイルスは他のRNAウイルスと違い逆転写酵素
を使わず増殖する。
合成酵素の名称は「RNA依存性RNAポリメラーゼ」

そのため、感染しても発病を防ぐためのワクチンが開発されてきた。ワクチンは、感染症対策としては基本であり、大事なものである。しかし、無条件で受け入れてよいものではない。必ず副反応があり、時には深刻な健康被害をもたらすこともある。最近では、経済の論理が優先され、多種類のワクチンが「これでもか、これでもか」と作られ、小さな子どもたちに接種されている。本来、命を守るためにあるはずのワクチンが、経済優先の中で、命を軽んじるほど多種類・大量に接種されているのが現状だといえる。

遺伝子治療に当たる

今回の新型コロナワクチン接種は、その方法を見る限り、遺伝子治療に当たる。遺伝子治療は、遺伝子や遺伝子を操作した細胞を体内に入れて行う治療である。この遺伝子治療にはつい最近まで「遺伝子治療臨床研究に関するガイドライン」というものがあり、規制されてきた。ワクチンの場合、治療ではないという指摘があるかもしれないが、これまでこのようなケースが想定されていなかったため、規制する指針がなかったのである。もっとも近いケースが遺伝子治療であり、それを規制したガイドラインによる規制が、最も合っているといえる。

この「遺伝子治療臨床研究に関するガイドライン」には、次のような文言がある。遺伝子治療は、「疾病の治療を目的として遺伝子又は遺伝子を導入した細胞を人の体内に投与することをいう」と。新型遺伝子ワクチンは、まさにこれに当たる。対象疾患は、致死性の遺伝性疾患など、かなり限定している。それは遺伝子導入による医療行為が「科学的妥当性や倫理性からみて問題がある」ため対象を限定したのであって、範囲を広げてはいけないことになっている。ワクチンで応用することなど想定もしていないし、このような使い方に疑問を呈してきたのである。

また遺伝子治療がまだ確立された治療方法ではないことから、有効性、安全性の確認は、「現時点における最高の知見に基づいて行われることが必要である」としている。そのうえで、有効性、安全性の確認は「培養細胞、実験動物等で十分な実験を経

細胞内の遺伝情報の流れ

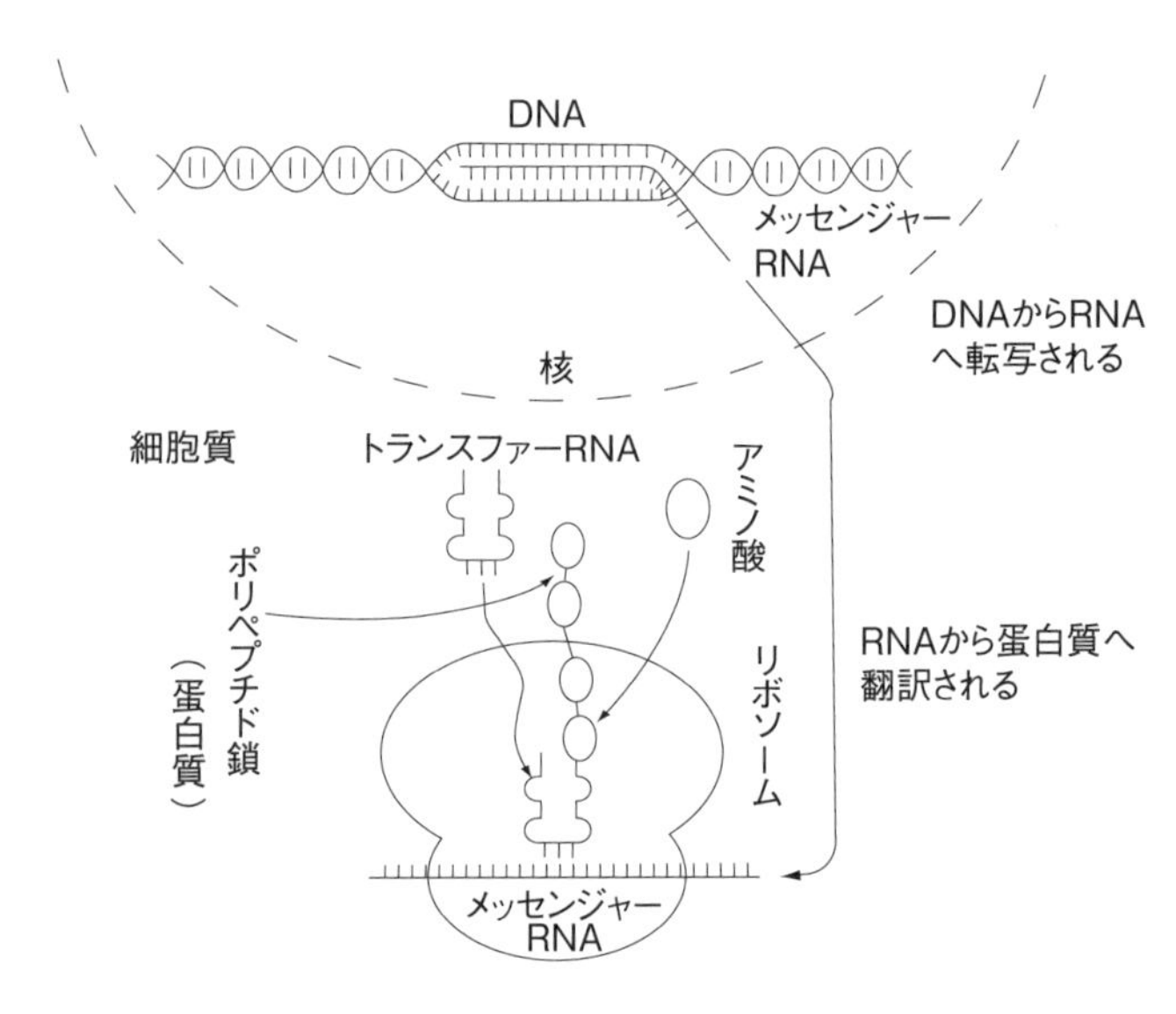

て行われる必要があることは言うまでもない」とまで指摘している。実際問題、今回の新型コロナワクチンは、何ら十分な実験が行われないまま、いきなり実用化が進められたのである。

　生殖細胞に影響を与える恐れのあるものは実施してはならないとも述べている。これは重要である。今回のワクチンでは、生殖細胞への移行が否定できないことから、実施してはならないものに入るといえる。さらには、適切な説明に基づく被験者の同意（インフォームド・コンセント）を得ることが求められており、それが確保されることは不可欠であるとしている。その手続も「患者の人権を尊重する観点から、公正かつ厳格な手続が求められる」としている。接種に当たって、このようなインフォームド・コンセントは行われていない。

遺伝子治療に使用される物質（組換えＤＮＡ等）が周辺の人及び環境に与える影響を確認するとともに、生物学的封じ込め等適切な対策を講じることが必要であるともしている。今回のワクチンがカルタヘナ法に基づく生物多様性評価が行われたと聞いていない。ましてワクチンを取り扱う際に、このような厳密な扱いが行われているとは思えない。このままこのガイドラインが生きていれば、今回のワクチン接種は、もっと慎重になったはずである。

しかし、このガイドラインは、二〇一九年二月二八日に全面的に作り直されたのである。その口実が「ゲノム編集技術の登場」だった。この変更で特に大きかったのは、対象疾患に限定がなくなったことだった。そのことが新型遺伝子ワクチンが大手を振って推進された背景にあったのである。

第9章

免疫システムと従来のワクチン

免疫とは

免疫とは、「非自己の認識と排除の仕組み」ということができる。自分にとって違和感のあるものを認識して排除していく、私たちの体を守る大切な仕組みである。中でも腸は、免疫システムの要の位置を占めているが、基本的に食べ物は非自己として認識されず、排除されない。実に見事な仕組みである。

ではなぜ食物アレルギーが起きるのか。環境や食の変化、清潔・抗菌社会などの広がりで、体の方が変化を起こしているからではないだろうか。そのことをよく示すのが花粉症や化学物質過敏症、電磁波過敏症で、例えば花粉症は花粉に反応するように体に変化が起きたが、それをもたらしたのは実は自動車の排気ガスという説が有力である。この環境汚染と花粉症拡大の関係は、すでに一九八〇年代から指摘されてきている。当時、「環境アレルギー」といった言葉も登場していたように記憶している。

ワクチンもまた、環境の変化、食生活の変化などから、いっそう複雑化した免疫システムに介入することになることから、さまざまな問題が生じてきたといえる。細菌やウイルスに感染すると、それを非自己と認識して排除しようと、免疫システムが作動する。その原理を利用したのがワクチンであるが、体の変化がそれを複雑にしたのである。

免疫の担い手には自然免疫系と適応免疫系と呼ばれる二つの仕組みがある。自然免疫系は、生体内の常設の防衛隊で、感染やワクチンで抵抗力が高まらない。それに対して適応免疫系は、新しく作られる防衛隊で、感染やワクチンで抵抗力が高まる。そのため感染症やワクチンを考える際には、後者が大事になってくる。もちろん自然免疫系にも、ウイルスへの防衛部隊はいる。それがナチュラルキラー細胞で、この細胞は、ウイルスが感染した細胞を攻撃する。

もっとも重要な抵抗力の担い手である抗体の本体が、免疫グロブリン（Ig）である。ワクチンは抗原抗体反応を利用したものである。抗原は異物であり、ここではウイルスを指す。抗体が免疫グロブリンであるが、この抗体にもさまざまな種類があり、一筋縄ではいかない。抗体の中にはIgEのように、アレルギーを引き起こすものもある。ひどい場合は、アナフィラキシー・ショックをもたらす。そして最近問題になってきたのが、抗体がウイルスの感染や増殖を強めてしまう、抗体依存性感染増強（ADE）や、ワクチン関連呼吸器疾患増強（ERD）の登場である。ワクチンが悪さを加速するのであるから、困った現象である。このADEがSARSワクチン開発を妨げてきたことはすでに述べた。これは、免疫システムの働き方がもたらすことから、きわめて厄介である。

それ以外にも、以前に生ワクチンでは、不純物が問題になったこともある。例えば、病原微生物が持つ生物毒である「毒素（トキソイド）」を用いた場合、その生物毒がアレルギーやアナフィラキシー・ショックを引き起こしたケースがあった。また、インフルエンザ・ワクチンを作る際に、鶏卵で培養するが、その際に卵アレルギーが起きることが問題になってきた。この鶏卵培養によるアレルギーに関しては、培養細胞化が進められた。培養細胞にしても、サルの脳の細胞を培養細胞に用いるケースがあったが、その場合も、細胞由来の不純物がワクチンに混入し、アレルギーを引き起こすことがあった。このようにワクチンは、さまざまな問題を起こしてきたのである。そのためワクチン製造は、それらの問題が起き難い、遺伝子組み換え技術全盛時代になっていくのである。

ワクチンの最近の変化

ワクチンではこれまで、その他にもいくつかの問題点が指摘されてきた。第一の問題として、チメロサール（水銀化合物）が防腐剤として使用されていたことである。この水銀化合物と自閉症との関係が指摘されたことから、防腐剤フリー化、あるいは減量化が進められた。第二に、ゼラチンが用いられているが、これは成分のバランスを図る安定剤である。このゼラチンがアレルギーの原因となることから、まだ一部では使用されているものの、原則不使用になった。米国では豚のじん帯が使われてきたことから、飼料の農薬が混入して問題になったケースもある。

新型コロナワクチン以前の予防接種での最近の特徴は、新型化・多価化・複合化・複数回接種化にあるといえる。新型化の典型が、遺伝子組み換え化である。そのほかにも、日本脳炎ワクチンの場合、従来はマウスの脳に注入して培養していたが、それではＡＤＥＭ（急性脱髄性脳炎）を免れないため、新たにアフリカミドリザルの腎臓細胞を用いて培養する方法に切り替えられた。

多価化では、子宮頸がんワクチンの場合、サーバリックスは一六型、一八型に対するもので、二価である。ガーダシルは六型、一一型、一六型、一八型に対するもので、四価である。一回の接種で二つなり、四つなりの種類のウイルスの型に有効になるようにしている。肺炎球菌ワクチンのように七価や二三価というとてつもなく多いものもある。

複合化は、一緒に接種することで、ＭＲワクチンは、麻疹と風疹の同時接種である。ＤＰＴワクチンは、ジフテリア、百日咳、破傷風の同時接種である。

さらに同じワクチンを何度も接種するようになった。これは、不活化ワクチン、遺伝子組み換えワクチンなどが増えたことに起因する。子宮頸がんワクチンは三回、ポリオは四回、肺炎球菌は四回、ＤＰＴは四回といった具合である。

その結果、赤ちゃんや子どもたちの体の負担が増している。生まれた時から予防接種スケジュールが組まれ、生後六カ月までに一〇〜一五回、幼児期にその倍近い接種が行われている。幼い体は、複雑な対応を強いられることになったのである。

遺伝子組み換えワクチンとは？

ではここでいう遺伝子組み換えワクチンとはどんなものだろうか。遺伝子は、命の基本となる情報で、ＤＮＡが本体である。遺伝子の情報に基づいてアミノ酸がつなげられる。そのアミノ酸のつながったものが蛋白質である。遺伝子はたんぱく質を作るといっていい。遺伝子組み換え技術は、大腸菌などに遺伝子を組み込んで、その大腸菌などを大量に増幅する。そうするとたんぱく質を量産することができる。

ワクチンでは、ウイルスが細胞に感染する際に用いる突起の部分、スパイクと呼ばれるたんぱく質に注目した。例えばインフルエンザ・ウイルスには、そのスパイクには二種類あり、ＨＡ（ヘムアグルチニン）とＮＡ（ノイラミニダーゼ）である。インフルエンザ・ウイルスについては、そのタイプを表現する際に、「Ｈ１Ｎ１」といった言い方をするが、そのＨはＨＡのことで、ＮはＮＡのことで、両者ともにさまざまなタイプがある。現在、鳥インフルエンザ・ウイルスでは、ＨＡは一六種類、ＮＡは九種類で、理論的にはウイルスの種類は一四四も存在することになる。

ＨＡは、ウイルスが感染しようと細胞に取りつく際に活躍する。他方、ＮＡは、ウイルスが細胞内で増殖し食い破って出ていく際に、切り離すために活躍する。ワクチンには、このＨＡ蛋白質を用いている。また、抗ウイルス剤として用いられているタミフルは、ＮＡの働きを妨げ、ウイルスが細胞から出ていくのを妨げようとする。

遺伝子組み換えでは、ＨＡ蛋白質を作る遺伝子をバキュローマ・ウイルスという昆虫に感染するウイルスを遺伝子の運び屋として用いて、蛾（イラクサギンウワバという種類の蛾）の細胞のＤＮＡに組み込み、その蛾の細胞を培養するとＨＡ蛋白質が量産できる。最後は、ＨＡ蛋白質をアルミに吸着させて取り出す。これまでとは全く違う、ワクチンの作り方である。

子宮頸がんワクチンでは、HPV（ヒトパピローマ・ウイルス）のカプシド蛋白質を量産して作り出す。ウイルスは、DNAの周囲を蛋白質が囲んでいるという、きわめて単純な構造をしている。カプシド蛋白質とは、そのDNAの周りを直近で覆っている蛋白質である。インフルエンザ・ワクチンとまったく同じつくり方で、蛾の細胞を利用している。最後の取り出しに、やはりアルミを用いる。このアルミは、アジュバントにもなる。

遺伝子組み換え技術の問題点として、最も大きなポイントは、培養する蛾の細胞をすりつぶして、目的とする蛋白質だけを取り出すのだが、一〇〇％純粋な蛋白質を取り出すことは不可能なことである。必ず不純物が混入してくる。不純物の中には、有害物質も存在する。かつて同じ方法で作り出した健康食品「トリプトファン」で、微生物由来の不純物が原因で、死者を含む多く人に健康障害をもたらした例がある。

以上が従来のワクチンである。新型コロナワクチンはこの遺伝子組み換えワクチンともまったく異なるもので、遺伝物質を体内に入れ、人間の細胞の中でウイルスの一部の蛋白質を作らせるのである。そこには従来とは違った問題点がある。それについては、次章で詳しく述べることにする。

免疫システム（非自己の認識と排除の仕組み）

免疫の担い手	自然免疫系 感染やワクチンで抵抗力が高まらない 生体内の常設の防衛隊	適応免疫系 感染やワクチンで抵抗力が高まる 新しく作られる防衛隊
可溶性物質	補体 リゾチーム	抗体
細胞	マクロファージ ナチュラルキラー（NK）細胞	T細胞（Tリンパ球）

細菌は一般的に抗体が対応

ウイルスは一般的に抗体とナチュラルキラー（ＮＫ）細胞が対応
　抗体はウイルスや細菌を攻撃、ＮＫ細胞はウイルスが感染した細胞を攻撃
抗原（ウイルスや細菌）提示細胞　マクロファージ、Ｔ細胞、Ｂ細胞
抗体（免疫グロブリン、Ig）
情報伝達物質（サイトカイン）　インターフェロン、インターロイキン他

第10章

続々開発が進む新型コロナワクチン

つまずいた開発

新型コロナウイルス・ワクチンで人体実験が大規模に進行している。臨床実験中の新型遺伝子ワクチンは、従来のワクチンとはまったく作用のメカニズムが異なる。従来のワクチンは、弱毒ウイルスや死んだウイルス、あるいは遺伝子組み換え技術で作った抗原を接種し、体内で抗体を誘発してきた。それに対して新型は、ワクチンそのものを作るのではなく、遺伝子を人間の体内に入れ、体内で抗原を作らせ、抗体を誘発する方法がとられている。

これは従来、厳しい規制の下で行われていた遺伝子治療以外では行われてこなかった、人間の遺伝子操作にあたる。バイオテクノロジーの急速な発達と、短期間で開発できること、加えて各国政府が開発競争を繰り広げていることが、その背景にある。そのため接種そのものが人体実験に当たり、人権侵害にあたる。しかも各国政府の後押しを受けて、ほとんどの多国籍製薬企業が取り組んでいる。

そのため臨床試験の段階でワクチンの開発の相次ぐ中止・中断が相次いでいる。まず問題になったのが、英国アストラゼネカ社がオックスフォード大学と共同で開発を進められているウイルスベクター・ワクチンで、このワクチンは新型コロナウイルス対策で失態を演じたジョンソン政権が、起死回生を狙い強力に後押しし、ほとんど審査を経ない状態でいきなり臨床試験を許可した経緯がある。

ウイルスベクター・ワクチンとは、ウイルスに抗原蛋白質を作る遺伝子を組み込んで接種するもので、風邪を引き起こすアデノウイルスなどが用いられる。この場合は、チンパンジー・アデノウイルスが用いられている。これまでこの種のワクチンで承認されたものは、エボラ出血熱を対象にしたものだけである。日本政府はアストラゼネカ社との間で、このワクチンについて六〇〇〇万人、二回接種の計一億二〇〇〇万の購入契約を行っている。

このワクチンでは、開発を急いだツケが臨床試験での異常発生につながり、試験が一時中止に追い込まれた。治験者の一人に痛みやしびれをもたらす横断性脊髄炎が発生したのである。しかし、本来ならば十分に安全性を確認すべきであるにもかかわらず、横断性脊髄炎とワクチンとの関係が分からないまま、英国での試験はわずか一週間の中断で再開され、日本での治験も追って再開された。米国での治験も長い中止の後、再開された。

各国企業が続々参入

米国ジョンソン&ジョンソン社がベルギーのジャンセン・ファーマシューティカル社と共同開発している、ウイルスベクター・ワクチンもまた、臨床試験で異常が起き、日本も含めて治験を中止させている。このワクチンのベクターには、アデノウイルス二六型が用いられている。同社は「説明できない」異常が起きたとしているが、その異常について詳しい説明は行われていない。

また、米国イノビオ・ファーマシューティカルズ社が開発中のＤＮＡワクチンにつ

ファイザーのmRNAワクチンの成分

有効成分	mRNA（偽ウリジンが用いられている）
脂質	ポリエチレングリコール、コレステロールなど（細胞に侵入するのを助ける）
塩	塩化カリウム、塩化ナトリウムなど（pHを人体に近いものにする）
糖	凍結防止目的
食塩水	注射する場合に必要

注1　ウリジンは、塩基ウラシルがRNAとして構造をもつ際の構造（DNAはアデニン、グアニン、チミン、シトシンの4種類の塩基で構成されているが、RNAではチミンがウラシルに置き換わる）

注2　偽ウリジンはすぐ分解されるのを防ぐ役割を果たしており、たんぱく質を作る機能もある。これにmRNAにキャップがつけられ、簡単に分解されるのを防いでいて、これがアジュバントの役割を果たす

注3　遺伝毒性試験と発がん性試験といった長期にわたる影響の試験は行われていない

いても、米国政府ＦＤＡ（食品医薬品局）が複数の問題点を指摘し、臨床試験を差し止めている。ＤＮＡワクチンは、抗原蛋白質を作る遺伝子のＤＮＡを人工合成し、プラスミド（核外遺伝子）に乗せて接種する。

　米国で開発が進められているファイザー社のワクチンは、ｍＲＮＡワクチンである。抗原蛋白質を作る遺伝子のｍＲＮＡを人工合成し、脂質ナノ粒子などに閉じ込めて接種する。このワクチンについても、日本政府が六〇〇〇万人分の購入を契約している。しかし、これまでに承認され

たmRNAワクチンはない上に、mRNA自体すぐに分解するため、効果が疑問視されている。

ｍＲＮＡワクチンの成分は前頁の表の通りである。有効成分はｍＲＮＡだが、そこに偽ウリジンが用いられているところに特徴がある。この偽ウリジンがすぐに分解させないようにしている。遺伝毒性試験や発がん性といった長期試験は行われていない。

ロシアではガマレヤ・リサーチ研究所が開発した「スプートニクＶ」に次いで、国立ウイルス学・生物工学研究センターが開発した「エピワクコロナ」が承認された。「スプートニクＶ」では最終的に必要不可欠な大規模での臨床試験が行われておらず、「エピワクコロナ」に至っては、初期の治験の結果すら発表されていない。一般の人々への接種が大規模な治験になる文字通りの人体実験である。このエピワクコロナは、ペプチド・ワクチンで、従来型に分類される遺伝子組み換えたんぱくワクチンである。ロシアでは、年末までにさらに第三番目のワクチン承認が行われる予定である。

中国ではどうだろうか。同国は、十数年にわたりＳＡＲＳワクチンを開発してきたが結局、失敗に終わっている。その最大の理由が、ワクチン接種によってウイルスの感染や増殖が強まる、抗体依存性感染増強（ＡＤＥ）が起きたことによる。それは本来ウイルスから体を守るはずの抗体が、逆に感染を促進し、感染した免疫細胞が暴走して症状を悪化させてしまう現象である。この現象は深刻で、新型コロナウイルス・ワクチンでも起きる可能性がある。もし起これば、大規模な副反応の発生につながる。また、中国でのＳＡＲＳワクチン開発が新型コロナウイルスをもたらしたとする説もあり、政治的に、ワクチン開発や接種を急いで進めると、ＡＤＥだけでなく、新たなウイルス誕生を招く危険性がある。

日本でも大阪大学、アンジェス、タカラバイオが共同でＤＮＡワクチンを開発するなど、さまざまな企業が研究所と共同で開発を進めており、それに対して日本政府は資金的な援助に加えて、開発を加速化させるために、基礎研究・動物実験・臨床試験を同時並行で行うことを認める非常措置をとっている。あわただしい開発が、危険性を増幅している。

新型コロナウイルス自体、いまだに全体像がつかめていない現実がある。、例えば、再感染の報告があるが、もしこれが一般的であれば、ワクチンの有効性に疑問が出てくる。また致死率もそれほど高くなく、ワクチンによる副反応の方がむしろ被害を大きくする可能性がある。とにかく世界各国政府が、政治的にワクチン開発を急がせ、接種を急がせており、大変に危険な状況にあるといえる。

（週刊金曜日二〇二〇年一〇月三〇日号）

第11章

治療薬も開発合戦に

ワクチンをめぐる今の状況

いま、世界で使用されている薬の多くは、ごくわずかな多国籍製薬メーカーによる生産・流通に依存するようになってしまった。その多国籍企業がこぞって、いま新型コロナウイルス感染症（以下、新型コロナ）に対するワクチンや医薬品開発に邁進している。

そこでの特徴は、開発期間を短縮できる新しいバイオテクノロジーを用いる方法にシフトし、それを各国政府が、規制を緩和して後押ししていることである。ワクチンや医薬品は、従来、安全性に対して厳しい条件をクリアすることが求められてきた。今回はそれを無視し、本来、段階を経て進めなければいけない、基礎研究と動物実験、実際の人間を用いた臨床実験を、同時並行で行うことを認めている。言い換えれば安全性を軽視して開発が進められているのである。

マスメディアまでワクチンや抗ウイルス剤への期待ばかりを喧伝し、これさえできれば、感染症は収まるという幻想が広がっている。最近でもファイザーが、自社が開発しているワクチンが九〇％有効だったと喧伝すれば、ロシアもまた「スプートニクV」が九二％の人に有効だったと宣伝し、マスメディアもその中身を検証することなく、大きく取り上げている。しかし、副反応の可能性に関しては詳しく伝えられていない。

世界の薬の世界を支配している巨大多国籍企業は、米国のファイザー、スイスのロシュ、ノバルティス、フランスのサノフィ、英国のアストラゼネカなどわずか十数社である。日本の製薬業界もまた、武田薬品を除くほとんどの有名なメーカーが、これら多国籍企業によって買収されたり、子会社化されている。

今回の新型コロナ・ワクチンで日本政府が真っ先に購入を契約したのは、ファイザー、アストラゼネカ社で、いずれも巨大多国籍企業である。またモデルナ社はバイオベンチャーで、日本では武田薬品が販売する。

新薬開発における多国籍企業の戦略は、特許を押さえ独占化し、高い価格を設定し、巨額の利益を上げるところにある。これまで、その戦略遂行において容赦してこなかった。いったいぜんたい日本政府は、どのくらい資金を投じてワクチンを購入しようというのであろうか。

また、接種開始とともに懸念されるのが、医療関係者、高齢者やその施設の関係者、基礎疾患を持つ人などに対して、接種が強制されることへの懸念である。また、深刻な副反応が起きた場合、国が救済するといっているが、それは「補償がない」ことを意味するのではないかという懸念である。これまでも国は、さまざまな局面で、因果関係が立証されていないとして救済を拒んできたからである。

ワクチンはもともと、抗原抗体反応を利用したものである。抗原（異物、この場合はウイルス）に対して、それを攻撃する抗体を事前に作り出し、本格的にウイルスが感染した際の準備とする、という考え方である。いまや製薬企業の開発は、新しいバイオ技術に移行しており、ワクチンでは体内に遺伝子を入れ、体内で抗原を作らせるという、初めての試みで推進している。その方法や問題点についてはこれまでくり返し述べてきた。

新たな医薬品市場としての新型コロナ

新型コロナウイルスの治療薬の開発競争もまた、過熱状態にある。ここでも巨大多国籍企業がバイオベンチャーと組んで、開発を進めている。その開発は、ひとつは既存薬の新型コロナへの適用拡大であり、もうひとつは抗体医薬の開発である。

既存の薬の新型コロナへの適用では、ギリアド・サイエンシズ社が開発した「レムデシビル」が先行して承認されており、日本でも富士フイルム富山化学が開発した「アビガン」の名前が先行して有名になった。また抗体医薬は、トランプ大統領が使用したことで有名になった。

まず既存薬の応用で先行したレムデシビルであるが、これはエボラ出血熱の治療薬として開発され使用されているものである。早々と二〇二〇年五月七日に、新型コロナウイルス感染症治療薬第一号として、日本で承認されている。

この医薬品は、その効果のメカニズムからＲＮＡポリメラーゼ阻害剤という。エボラ出血熱ウイルスのように遺伝子がＲＮＡであるウイルスの治療薬として開発された。その働きはＲＮＡを合成する酵素を阻害して効果を発揮するというもの。その原理が同じＲＮＡを遺伝子に持つ新型コロナでも応用できると考えたものである。ウイルスが人間の細胞内に侵入し増殖する際、遺伝子のＲＮＡを合成するが、そのＲＮＡの合成を妨げて効果を発揮するようにしたものである。それを阻害すれば、遺伝子を合成できないためウイルスは増殖ができなくなるはずである。

しかし、ＷＨＯ（世界保健機関）は一〇月一六日、一万一二六六人を対象とした調査で、レムデシビルが入院期間や死亡率などで、新型コロナには効果がなかったと発表している。

日本の富士フイルム富山化学が開発したインフルエンザ治療薬の「アビガン」もまた、承認に向けた動きが活発である。この医薬品もまた、ＲＮＡポリメラーゼ阻害剤である。

この医薬品は、同じくＲＮＡを遺伝子に持つインフルエンザ治療薬として承認されたが、副作用が大きいことからインフルエンザでも使用が限定されてきた。特に問題になったのが、動物実験で赤ちゃんに障害を引き起こす催奇形性をもたらしたことである。

これらのＲＮＡポリメラーゼ阻害剤の最大の問題は、ＤＮＡにある遺伝子の情報からＲＮＡを合成する際に、このポリメラーゼ酵素が働くため、それを阻害すれば生命現象そのものを脅かしかねず、副作用が深刻になる危険性があるからである。

また、抗ウイルス剤のタミフルが、脳症などの副作用を引き起こし問題になってきたが、それはウイルスを攻撃することの危うさを物語っている。遺伝子のあるＤＮＡは半分以上がウイルス由来であり、ウイルスが外来遺伝子を持ち込むことで人間は進化を遂げてきた。また人体にはいたるところにウイルスが存在しており、私たちを守ってくれたり、共存している。そのためウイルスを攻撃することは、自分自身を攻撃することにつながりかねない。

それを新型コロナのように多くの人が感染する感染症に適用することは、あまりにもリスクが大きいといわざるを得ない。

注目されている抗体医薬はどうか？

もうひとつ開発が進められている医薬品の分野が、抗体医薬である。この抗体医薬が注目されている理由は、トランプ大統領が使用しただけではない。ＳＡＲＳやＭＥＲＳでのワクチン開発が行き詰まった最大の原因である、ワクチン接種によって生じる「抗体依存性感染増強（ＡＤＥ）」や「ワクチン関連呼吸器疾患増強（ＥＲＤ）」対策になるのでは、という期待からである。

これらの現象は、本来ウイルスの感染から体を守るはずの抗体が、逆に感染を促進してしまい、そのウイルスに感染した免疫細胞が症状を悪化させてしまうことにある。抗体医薬では、感染した患者などからウイルスの抗体を取り出し、それを基に製品化する。そのような抗体を中和抗体と呼んでいる。余計な抗体がない分、ＡＤＥやＥＲＤが起きないのではと期待されているのである。

一一月一〇日に米国政府FDA（食品医薬品局）が、イーライリリー社の抗体医薬「バムラニビマブ」の緊急使用を許可した。しかし、この抗体医薬も経験が浅く、どのような副作用があるか分かっておらず、非常時だからという理由で安全性が不確かなまま許可されたのである。

さらに今後、開発が進みそうなのが、メッセンジャーRNAを医薬品として利用する「mRNA医薬」と、RNA干渉法という遺伝子の働きを止めて作用させる「核酸医薬」である。

スイスの二社は異なるスタンス

製薬企業にとって、市場を支配する力は新薬の開発にかかっている。とくにジェネリック医薬品が普及することで、その傾向はさらに強まってきた。企業にとって生き残りをかけての開発合戦が繰り広げられてきた。そこに訪れた新型コロナである。格好の巨大市場が現れ、熾烈な開発合戦が始まった。

新型コロナが登場した当初から、バイオベンチャーがワクチンや医薬品開発を始めていた。バイオベンチャーは、最先端で開発を進めているバイオテクノロジーに特化した企業である。多国籍企業は、そのバイオベンチャーを買収したり、共同で開発に取り組み始めた。いま、これらのベンチャー企業には、大学発の企業が増えてきている。アストラゼネカがオックスフォード大学と共同で進めていたり、日本でも大阪大学が開発の先陣を切っているところにも、それが表われている。

このような過熱状態の中で、売り上げの大きさでは、多国籍製薬企業の三指に入るスイスの二社ロシュとノバルティスは、ワクチン開発に消極的で、むしろ既存の医薬品の活用を図っている。ロシュの経営最高責任者のセベリン・シュバンがブルームバーグ・テレビのインタヴューの中で、過熱するワクチン開発に警鐘を鳴らしているほどである。さらにはWHOと、日本も含め各国の医薬品規制当局が加盟する国際組織のICMRAもまた、二〇二〇年一一月六日、ワクチンの拙速な開発をけん制している。

今回のワクチンや医薬品開発では、バイオテクノロジーを用いて生命体内部に深く干渉しているが、これは極めて危険なことである。ワクチンの場合、複雑な免疫システムへ介入するため、アレルギーやアナフィラキシー・ショックを引き起こす可能性がある。さらには自己免疫疾患を増大する可能性があり、その場合特に女性に影響が出やすい。

ワクチンは免疫システムに介入する。もしそのシステムに大きな異変が生じれば、自律神経系や内分泌系にも影響が広がってしまう。これら三つのシステムはお互いに情報のやり取りをして、私たちの体を維持し守ってくれているからである。これはワクチンの深刻な副反応に神経系の疾患がある理由の一つである。さらには、すでに述べたADEやERDという問題を克服しなければならない。このような現象がなぜ起きるのか、そのメカニズムはまだよく分かっていない。

この新型コロナという感染症に関しては、無症状の人が多かったり、再感染が起きたり、全身に症状が出るなど、まだよく分かっていないことがあまりにも多い。このまま巨大多国籍製薬資本の利益のために、全世界の人々が人体実験される事態は避けなければならない。もし日本でワクチン接種が進めば、感染症による死亡率は決して高くない現状からみると、ワクチンによる副反応の方が、感染症自体より悪い影響をもたらす可能性すらある。

（週刊金曜日二〇二〇年一二月四日号）

巨大多国籍企業が開発する新型コロナ関連医薬品

アッヴィ（米国）　抗体医薬を開発中。

ギリアド・サイエンシズ（米国）　抗ウイルス剤「レムデシビル」を開発し、日本ではすでに新型コロナへの使用開始。

イーライリリー（米国）　抗体医薬「バムラニビマブ」がＦＤＡの緊急使用許可を

受ける。

ロシュ（スイス）　ワクチン開発には消極的で、重症肺炎を対象とした治療薬を開発中。

ノバルティス（スイス）　ワクチン開発には消極的で、抗マラリア薬の新型コロナへの応用を試験中。

富士フイルム富山化学（日本）　インフルエンザ治療薬の「アビガン」の応用を図る。

塩野義製薬（日本）　抗インフルエンザウイルス薬の「ゾフルーザ」の応用を図る。

第12章

ワクチン接種とマイナンバーの連結

もともと感染症対策法は治安維持が目的

感染症対策は、当初から現在に至るまで社会防衛が目的であり、新型コロナウイルスの感染に対する対策は、そのことをより鮮明に示したといえる。この間、感染症法を改正して入院拒否に対して懲役や罰金を科す改正案が提出され、インフルエンザ特措法を改正して休業や営業時間短縮に応じない飲食店などに過料を新設する改正案が出されるなど、罰則を強化する動きが見られる。それと同時に、ワクチン接種をマイナンバーで管理するという動きも見られる。感染症拡大を治安強化と国民の管理強化に利用した動きである。感染症法改正に関して、さすがに懲役を科すことは取り下げられたものの、罰則は強化された。

もともと感染症対策の目的は社会防衛であり、明治時代に施行された旧伝染病予防法は、その出発点に当たる。この法律は、自治体に隔離病棟設置を義務化したり、伝染病予防を目的に集会を禁止できるなど、治安維持の性格が強かった。戦後、社会防衛としての性格を色濃く持って施行されたのが、らい予防法である。一九五三年に公布されたこの法律は、強制的な隔離収容を行い、患者の絶滅をはかった法律であり、一九九六年まで廃止されなかった。

このらい予防法をモデルに作られたのがエイズ予防法である。この法律は一九八九年に公布された。同法は感染症にかかわる法律で初めて「人権への配慮」が入れられ、それ以降受け継がれていくことになる。しかし、同法に対して日弁連などから強い批判が出ているが、それは行政に強い権限を与え、例えば質問をした際にうその発言をすると罰金に処せられるなど、取り締まりに力点が置かれた点だった。

エイズ予防法、性病予防法を廃止・合流させ、伝染病予防法を引き継いで感染症法が制定されたのが、一九九八年である。この法律も、結局、行政への強い権限と、それに従わない際の罰則が基本である点は変わりない。二〇〇九～二〇一〇年の新型インフルエンザの発生に伴う、WHOによるパンデミック宣言が出された後、二〇一二年に新型インフルエンザ等対策特別措置法が公布されたが、この法律は「武力攻撃事態等における国民保護のための措置に関する法律」いわゆる国民保護法をモデルにして作られたのである。この国民保護法は、二〇〇四年六月に成立した有事一〇案件である七法案、三条約案件のひとつで、まさに治安立法であり、有事となった際に、自治体の判断が奪われる、市民の権利が奪われる、住民の避難を自衛隊が行うなどの点が問題だ、と指摘された法律である。このように感染症対策はもともと、社会防衛であり、国の治安を守るのが目的であり、新型コロナの拡大はそのことを改めて示したといえる。

予防接種法は？

予防接種法は感染症法とセットの法律であり、やはり社会防衛を目的に一九四八年に公布され、改正が繰り返されてきた。予防接種への疑問が噴出したのは一九八〇年代である。学校の現場から出されたインフルエンザ・ワクチンの有効性への疑問や副反応問題、あるいはＭＭＲ（麻疹・風疹・おたふくかぜ）ワクチンが副反応問題で接種中止になるなど、予防接種への疑問が広がった。そのため厚労省は、一九九四年に対象疾病の見直しを行い、インフルエンザを対象から外し、ワクチン接種そのものを義務から勧奨へと変更した。その結果、ワクチンの使用量は激減し、国や製薬業界は危機感を募らせることになったのである。

一九九〇年代後半に、香港で発生した新型鳥インフルエンザがきっかけとなり、新型インフルエンザがやって来るという喧伝が始まり、ワクチン接種が復活していくのである。インフルエンザ・ワクチンに関しては、高齢者をターゲットに接種が復活していくことになる。

インフルエンザ以外でもワクチン接種の範囲は広がっていき、それが女性たちにＨＰＶ（子宮頸がん）ワクチン禍をもたらした。また、赤ちゃんや子どもたちの間で、生まれた時から予防接種スケジュールが組まれ、多種類の接種が頻繁に行われるようになった。高齢者のインフルエンザ・ワクチン接種もまた半ば強制的に進められてきた。そこに新型コロナ・ワクチンが加わった。

ワクチン接種とマイナンバーの連結

加えて、新型コロナ・ワクチン接種とマイナンバーをつなげる動きが強まっている。その背景にあるのが、菅政権のデジタル庁設置と、同庁が進めるマイナンバー制度の活用である。もともとワクチン接種に関して、新型コロナ流行以前から、マイナンバーで管理する動きが強まっていた。

政府が母親と子どもの健康や病気の情報の一元管理を目指して積極的に動き出したのは、第二次安倍政権に入ってからである。二〇一八年四月二五日には、厚労省が「データヘルス時代の母子保健情報の利活用に関する検討会」を立ち上げ、乳幼児から小中学校での健診情報や予防接種などの履歴情報を一元管理し、同時にビッグデータとして活用することを明らかにしている。

同政権はまた、カルテや検査データなどの個人情報を収集し、企業や研究機関が利

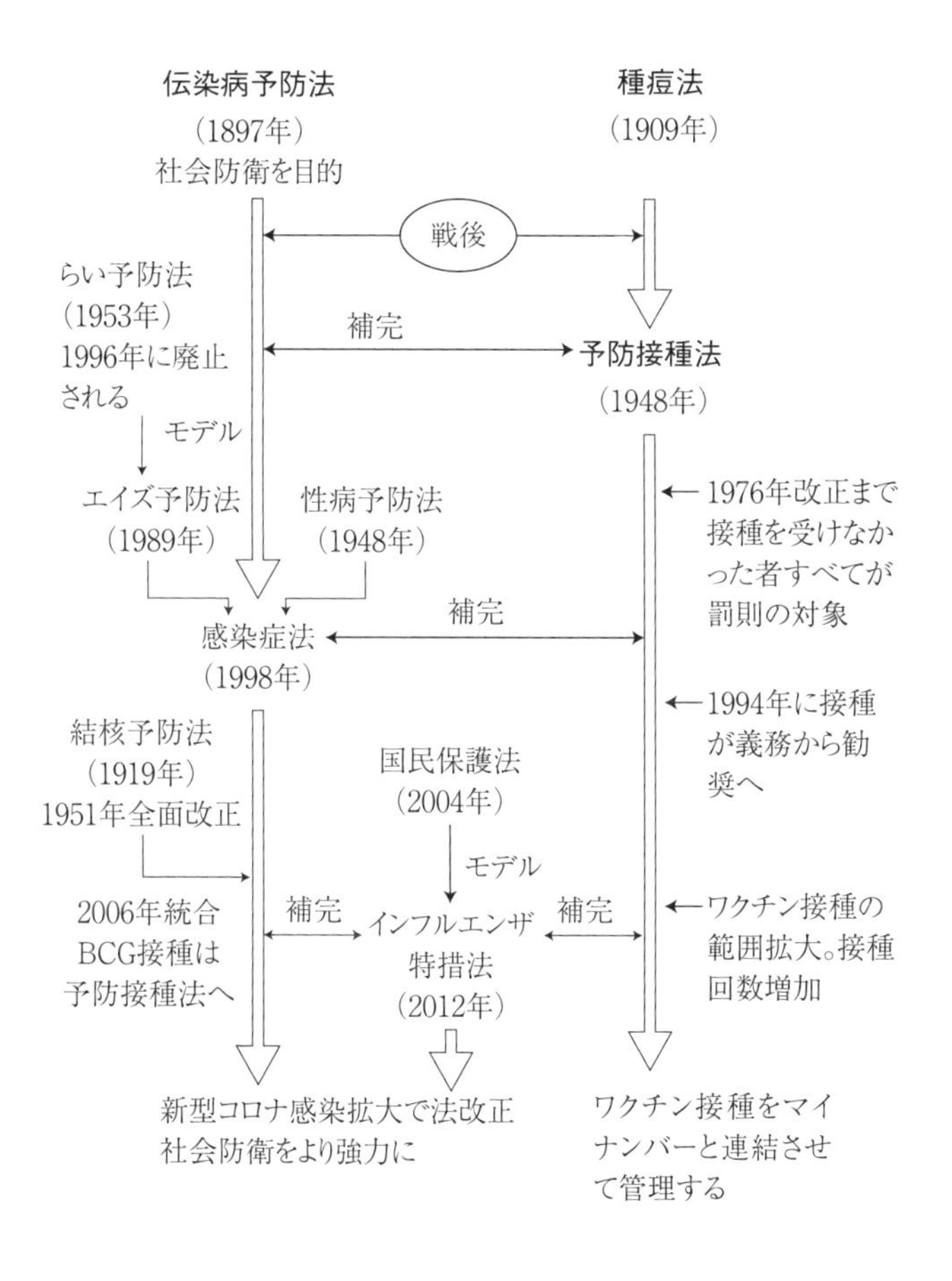
伝染病予防法
（1897年）
社会防衛を目的
種痘法
（1909年）
戦後
らい予防法
（1953年）
1996年に廃止
される
補完
予防接種法
（1948年）
モデル
エイズ予防法
（1989年）
性病予防法
（1948年）
1976年改正まで
接種を受けなかった者すべてが
罰則の対象
補完
感染症法
（1998年）
1994年に接種
が義務から勧
奨へ
結核予防法
（1919年）
1951年全面改正
国民保護法
（2004年）
モデル
2006年統合
BCG接種は
予防接種法へ
補完
インフルエンザ
特措法
（2012年）
補完
ワクチン接種の
範囲拡大。接種
回数増加
新型コロナ感染拡大で法改正
社会防衛をより強力に
ワクチン接種をマイ
ナンバーと連結させ
て管理する
（　）内は制定あるいは交付の年

用できるようにする、医療ビッグデータ活用も開始した。その際、健康保険証とマイナンバーと連結させることで、病気や健康、身体情報の国による管理を進めようとしてきた。これらは将来的に、妊娠・出産から墓場まで、生涯の健康情報を国が一元管理していこうとする動きである。

その管理の下で、予防接種に関しても、接種を受けたか受けないかが管理されていくことになる。接種を受けていないと警告が出され、接種の強制化が進む可能性がある。国による全国民の健康・医療管理体制の構築に感染症対策やワクチン接種も組み込まれつつある。

今回の新型コロナ・ワクチン接種とマイナンバーを連結させる動きは、その動きに重なる。二〇二一年一月一九日に平井卓也デジタル改革担当大臣が記者会見で新型コロナ・ワクチンとマイナンバーの組み合わせを表明し、その後、菅首相自身も表明している。そしてワクチン接種担当となった河野太郎行政改革担当大臣と平井大臣が協議に臨んでおり、本格化する可能性が強まった。新型コロナでの社会防衛が、マイナンバー制度とつながり、国民の管理強化に向かおうとした。さすがに今回は、時間的制約があり、新型コロナ・ワクチン接種とマイナンバーの連結は断念となった。しかし、ワクチン接種とマイナンバーの連結の動きは強まっており、感染症対策が持つ社会防衛が、マイナンバー制度を利用した治安維持へと向かっているといえる。

（週刊金曜日二〇二一年二月一二日号）

第13章

予防接種の歴史

予防接種——義務から勧奨へ

予防接種の歴史は、一九〇九年の種痘法公布から法的対応が始まった。第一次世界大戦時のスペイン風邪の流行はいまや有名になったが、感染症への対応が本格化するのは戦後になってからである。一九四八年に予防接種法が制定されたところから、実質的に始まったといえる。その目的は社会防衛であり、個々人を守るというより、社会秩序を守ることに力点が置かれた。これは感染症法、インフルエンザ予防法など、感染症に関連する法律に共通するものである。

この予防接種法で、接種は国民の義務となった。その時義務づけられた感染症は、種痘、ジフテリア、腸チフス、パラチフス、発疹チフス、コレラ、ペストなどである。今ではほとんどが消え去ったものばかりである。それは主にワクチンがもたらしたものではなく、戦後の混乱期の感染症が蔓延した時代から、公衆衛生が進み、感染症が克服されてきたことが大きかった。

その後、一九五一年に結核予防法が全面改正されＢＣＧ接種が行われるようになった。インフルエンザの予防接種が本格的に始まるのが一九五七年頃からで、間もなく学校での集団接種が始まり、一九六〇〜七〇年代には全盛期を迎える。こうして予防接種が出揃っていくのである。

しかし、感染症自体の減少と並び、ワクチンは必ず一定の割合で副反応が起きるため、接種の見直しが進められていく。ワクチンの効果自体に疑問が出されるケースもある。例えばインフルエンザに関しては、その有効性に疑問が出され、副反応の問題もあり、養護教員を中心とした現場での取り組みにより、一九九四年に学校での予防接種が中止になったのである。

一九七六年に予防接種法が改正され　腸チフス、パラチフス、発疹チフス、ペストなどが削除され、麻疹、風疹、日本脳炎の定期接種化が始まり、種痘の原則廃止化がおこなわれた。この法改正まで接種を受けなかったものすべてが罰則の対象だったが、それが撤廃された。

一九八九年にＭＭＲ（麻疹・風疹・おたふくかぜ）の接種義務化が行われるが、これも副反応の問題で一九九三年に接種中止になる。一九九四年に対象疾病の見直しが行われ、先に述べたインフルエンザが外され、予防接種自体が義務接種から勧奨接種へと変更される。国民の義務からお勧めに変わるのである。

この一九九四年の変更は、主に国の責任回避を目的としたものである。それまでのワクチンは、ほとんどが生ワクチンで、副反応が一定の割合で起きた。当時、その副反応は「悪魔の選択」と表現された。必ず誰かが、被害を被ったのである。それは運が悪いということではすまされないのである。国が接種を義務づければ、それに対して国が補償しなければならない。その国の責任を回避するのが主目的で、接種が義務から勧奨に変更されたのである。国が接種を義務としないということは、接種の対象は大半が子どもたちであることから、最終判断は親に委ねるということにしたのである。

こうして親が子どもに接種を受けさせないと、非難されるようになり、受けて被害が生じても、親の責任にされるようになったのである。

ワクチン漬け社会へ

学校でのインフルエンザの予防接種がなくなったことで、インフルエンザ・ワクチンの使用量は激減し、ワクチン・メーカーは、危機感を募らせたのである。そして反撃が始まった。一九九〇年代後半から、香港で発生した新型の鳥インフルエンザがきっかけとなり、新型インフルエンザがやって来るという「脅迫」が始まったのである。これはワクチン・メーカーの巻き返しといっていい。この新型インフルエンザ騒動を経て、二〇〇一年に定期接種・一類疾病と二類疾病が規定され、その二類疾病に高齢者対象のインフルエンザが規定され、学校から追放されたインフルエンザの予防接種が、高齢者をターゲットに復活するのである。

一類疾病は原則無料、国の負担で自治体が行うもので、あくまで接種は努力義務である。二類疾病にはその努力義務もない。しかし、一類、二類ともに親の責任や高齢者施設の同調圧力などにより、事実上、接種が強制的に行われてきたのである。

二〇〇三年に予防接種法が改正され副反応の健康被害に対して救済給付金の支払いが行われるようになった。医薬品はメーカーの拠出金により、ワクチンは都道府県の負担となったのである。しかし、因果関係の立証が難しいなど、事実上、ほとんど支払われることがなかった。今回の新型コロナウイルス感染症ワクチン接種がもたらす副反応の健康被害に関しては、通常は自治体が負担するはずが、特例として国が負担することになったのである。しかし、これまでの経緯から言って、副反応を認めず、救済給付金が支払われない可能性が大きいといえる。

二〇〇〇年代後半から、新たな予防接種が次々に登場するようになる。

二〇〇六年にＭＲ（麻疹・風疹）の接種が始まった。二〇〇八年にＨｉｂ（インフルエンザ菌b型）ワクチン接種が始まった。二〇〇九年には、副反応問題でいったん接種が見合わせされていた日本脳炎の予防接種も始まった。この再登場の理由が「新型ワクチン」の登場である。二〇一〇年に肺炎球菌ワクチン接種が始まるのだが、Ｈｉｂと肺炎球菌の同時接種としてはじまった。予防接種の種類が増え、回数が増えてきたことから、同時接種が増えて行くのである。二〇一一年には、そのＨｉｂと肺炎球菌の同時接種で副反応問題が起き、一時中止（三月）されるものの、すぐに再開（四月）される。この年、不活化ポリオワクチン接種始まった。こうして、新型化や不活化ワクチンが増えて行くのである。

二〇〇九年一〇月一六日に、子宮頸がん予防のためのＨＰＶ（ヒトパピローマ・ウイルス）ワクチンとしてサーバリックスが承認され、接種が始まった。二〇一三年までの一類疾病はジフテリア、百日咳、破傷風、ポリオ、麻疹、風疹、日本脳炎、結核、水痘で、二〇一三年から新たにＨｉｂ（インフルエンザ菌ｂ型）、肺炎球菌、ＨＰＶが加えられた。しかし、すぐにＨＰＶワクチンの副反応で深刻な症状が多発し、見直しが行われたのである。

こうして二〇二〇年を迎える。この年、一～二月からすでに、新型コロナウイルスをめぐり、ワクチン開発が過熱化を始めるのである。二〇二〇年一〇月、ロタワクチンの定期接種化が始まった。この接種が始まった時、「なんでこのような軽い感染症にまでワクチン接種が行われるのだろうか？」という疑問が、一部の小児科医の間で提起されたのである。これではウイルスごとにワクチンが接種される、ワクチン漬け社会がやってくることを意味しないだろうか、と。

そして二〇二一年、新型コロナワクチンの接種が世界中で始まった。変異株出現で新たなワクチン開発が繰り返される、異常事態になってきたのである。変異株ごとにワクチンが開発され、接種が行われる事態が予想されている。ワクチンが新たなワクチンを呼ぶ、そういったおかしな状況が来つつある。

予防接種の歴史年表

一九〇四年　種痘法から法的対応が始まる
一九四八年　予防接種法制定（国民の義務、社会防衛）　伝染病が蔓延の時代
　当時義務付けられた感染症は、種痘、ジフテリア、腸チフス、パラチフス、発疹チフス、コレラ、ペストなど
一九七六年　法改正　腸チフス、パラチフス、発疹チフス、ペストなどを削除
　麻疹、風疹、日本脳炎の定期接種化、種痘の原則廃止化

この改正まで接種を受けなかったものすべてが罰則の対象

一九八九年　ＭＭＲ（麻疹・風疹・おたふくかぜ）の接種義務化

一九九三年　ＭＭＲの接種中止に

一九九四年　対象疾病の見直し　痘瘡、コレラ、インフルエンザ、ワイル病を削除

破傷風の定期接種化、義務接種から勧奨接種へ

国の責任回避と最終判断は親に（自己責任）

二〇〇一年　定期接種・一類疾病と二類疾病（高齢者対象のインフルエンザ）が規定される

一類疾病は原則無料、国の負担で自治体が行う。努力義務。

二類疾病に努力義務はない

二〇〇三年　予防接種法が改正され副反応の健康被害に対して救済給付金支払いへ

医薬品はメーカーの拠出金、ワクチンは都道府県の負担

二〇〇五年　日本脳炎ワクチンの接種、副反応問題で見合わせ
二〇〇六年　結核予防法が廃止され、ＢＣＧが一類疾病に加わる
　　　　　　ＭＲ（麻疹・風疹）接種始まる
二〇〇八年　Ｈｉｂワクチン接種始まる
二〇〇九年　新型日本脳炎ワクチンの接種始まる
二〇一〇年　肺炎球菌ワクチン接種始まる（Ｈｉｂと肺炎球菌の同時接種）
二〇一一年　Ｈｉｂと肺炎球菌の同時接種、副反応問題で一時中止（三月）、再
　　　　　　開（四月）
　　　　　　不活化ポリオワクチン接種始まる
二〇一三年まで　一類疾病はジフテリア、百日咳、破傷風、ポリオ、麻疹、風疹、
　　　　　　日本脳炎、結核、水痘、二〇一三年から新たにＨｉｂ、肺炎球菌、
　　　　　　ＨＰＶが加えられた。
　　　　　　二類疾病はインフルエンザ
　　　　　　ＨＰＶワクチンで副反応が拡大、勧奨を止める

二〇二〇年　新型コロナウイルスをめぐり、ワクチン開発が過熱化

ロタワクチンの定期接種化

二〇二一年　新型コロナワクチンの接種、世界で始まる

変異株出現で新たなワクチン開発へ

第14章

変異株拡大と新ワクチン開発の悪循環に

変異株が拡大

新型コロナウイルス感染は、変異型へと移行が進み、欧州などで再び感染が拡大し始めており、日本も感染拡大が懸念されている。コロナウイルスは、遺伝子が二本鎖のDNAではなく、一本鎖のRNAであることから変化を起こしやすいことは、最初から指摘されていた。その変化の大きさが、変異株の拡大を招いている。その代表が、英国で発見され、ジョンソン首相が「感染力が七〇％強まっている」と述べた変異株である。この感染力を増した変異株に対応するため、ドイツを始めとする欧州各国などで、ロックダウン延長や厳格化、英国やアイルランドからの入国制限の強化など、強い対応が迫られた。

この英国型を始めとして次々に現れる変異株による感染で、この感染症への対応は、新たな段階にきているといえる。日本でも相次いで見つかっており、今後感染拡大が予想されている。これからさらに、どのような変異株が登場するかは、予断を許されない状況にあるが、感染力の強化に加えて、重症化の危険性、若年層への影響の強まりなど、新たな事態が予想される。

現在、新型コロナウイルスの変異株の中には、英国型に加えて、南アフリカ（南ア）型、ブラジル型、米国型など、それぞれの地域で独自の変化を起こしてきた株がある。この中で、深刻な影響をもたらしそうなのが南ア型とブラジル型である。南ア型の変異株については、これまで開発してきたワクチンでは、中和抗体と呼ばれるウイルスに対抗して効果を発揮する抗体ができないことが知られている。ブラジル型は、再感染が起きている。ワクチン接種が進めば、この南ア型、ブラジル型に加えて、ワクチンが効かない変異株が新たに登場して、拡大する可能性も大きい。

いま製薬メーカーは、この南ア型に対応したワクチン開発を進めており、すでに既存のウイルスに対するｍＲＮＡワクチンを開発した米国モデルナ社が、さらに南ア型に対応したワクチンを開発し、二月二四日には試験用ワクチンをＮＩＨ（国立衛生研究所）に提供したと発表した。まもなくこの試験用ワクチンで、臨床試験が開始されることになりそうだ。

　本来ならば、ワクチンや医薬品は、基礎研究、動物実験が順次行われた後に、実際の人間を用いた臨床試験が行われることになっている。しかし新型コロナ・ワクチンでは、緊急を要するということで、例外的に基礎研究、動物実験、臨床試験が同時に行える仕組みが作られてしまった。この場合も、いきなり臨床試験が始まろうとしている。このことは将来にわたり、大きな禍根を残すことになりそうである。今後、医薬品開発やワクチン開発で、このことが常態化する危険性が出てきたからである。

変異株とワクチン開発のイタチごっこ

　それにしても次々と登場する変異株に対して、新たなワクチンが開発されていくことが考えられる。このウイルスは、ワクチンが開発されれば、生き残りのためにさらに変化して、また人間に襲いかかってくることが予想される。次々に登場する変異株と新しいワクチン開発の悪循環が始まったといえる。これではいつまでたっても感染は収束しない。いったん沈静化したと思っていても、また新々型コロナウイルスが出現して、事態は悪化する危険もある。すると、さらに新しいワクチン接種が行われることにもなりかねない。

いま、子どもたちはワクチン漬けともいわれるほど、ぎっしり組まれたスケジュールで、さまざまな感染症でのワクチン接種が行われている。ロタウイルスワクチンのように、二〇二〇年一〇月から新たに定期接種化が始まった予防接種もある。すでに子どもたちの体は悲鳴を上げている。高齢者中心にインフルエンザワクチン接種も行われている。これに加えて、新型コロナ・ワクチン接種が加わり、さらに変異株の接種も行われ、生涯ワクチン接種に追われることにもなりかねない。

新型コロナ・ワクチンは、これからのワクチンの開発や製造も大きく変えようとしている。これまでのワクチンは、ワクチン（抗原）そのものを接種していたが、今回に新型コロナ・ワクチンは、ｍＲＮＡワクチンにしろ、ウイルスベクター・ワクチンにしろ、遺伝物質を筋肉注射で体内に入れ、人間の細胞内でワクチン（抗原）を作らせる。この方法により、開発期間は圧倒的に短縮され、量産が可能になった。今後、このような開発や製造方法が主流になる可能性も強まった。

いま悪循環を起こしかけている変異株とワクチン漬けの悪循環に対しては、根本的にはこの社会を変えていかない限り、脱することはできない。新型感染症が発生する原因は、地球的規模での環境破壊にあり、環境を守っていくことが最も大事な対策である。ウイルスや細菌などの微生物の安易な改造の拡大も、原因になり得る。遺伝子組み換えに続いてゲノム編集技術が登場して、改造のスピードは大幅にアップしている。規制の強化が必要である。

また、感染症対策の基本は公衆衛生であり、その要の保健所が削減され続けてきた。保健所を充実・重視する政策に切り換えることが必要である。加えて、抗菌グッズや消毒剤など清潔社会が免疫力を奪ってきている。その見直しとともに、子どもたちが豊かな自然と触れ合うことができる社会にすることで、免疫力を高めていくことが重要である。

そのような根本的な対策がないままだと、いったん収まったかのように見えても、またいつパンデミックが訪れるか分からない状況は続く。ワクチンに依存することは、屋上屋を重ねることであり、事態をいっそう悪化させることにつながりかねない。

（週刊金曜日二〇二一年三月一九日号）

主な変異株

ウイルスのまわりにある突起のスパイクたんぱく質の遺伝子の変異が起きている現在確認されている主な変異株

英国型（B1.1.7株、あるいはVOC-202012/01）

感染力が五〇～七〇％強まっている

致死率は従来型と変わりがないと見られている

南アフリカ型（B1.351株、あるいは501Y.V2）

感染力が強まっている

感染者が獲得した免疫の効果が弱く、これまで開発されたワクチンが効かない

ブラジル型（P.1株、あるいは501Y.V3）

感染歴のある人の再感染が見られた

感染力が強まっている可能性がある

米国型（B.1.427及びB.1.429）

これまでのところ感染力、致死率などで従来型と違いはなさそうである

インド型（B1.617）

インドを中心に拡大。二重変異・三重変異が起きており、ワクチンの効果も、先行きも不明。南アフリカ、ブラジル型に類似、感染・伝播性が強まる可能性も

ワクチン開発が新々型コロナウイルス誕生の危険性を増幅する理由

ウイルスが生き残りをかけて変化する

研究所などで日常的にウイルスや細菌が改造されている
遺伝子組み換え技術に続きゲノム編集技術が登場し遺伝子操作が加速している
改造微生物を扱う施設が世界中にくまなく広がっている

根本的な解決が必要

気候変動への対応や生物多様性保護が必要
微生物を用いたバイオテクノロジーの応用の抑制が必要
公衆衛生を充実・保健所重視することが必要
抗菌グッズなど微生物敵視社会からの転換が求められる
自然との触れ合いを大事にすることで子どもたちの免疫力が強まる社会へ

終章

一線を超えた時代

――生命操作とワクチン

越えてはいけない領域に

いまは世界的に、さまざまなことが、越えてはいけないと思われていた一線を越え始めている。まず感じるのが、「死」についてである。第二次大戦後、悲惨だった戦争の教訓から、生きることが無条件に擁護される「ヒューマニズム」の時代がやってきた。死に追いやる行為は、もっとも行ってはいけないとされてきた。しかし、いまやヒューマニズムという言葉は死語になってしまったように思われる。世界的に、日常的に、死をもたらす行為が、いとも簡単に実行されてしまう時代になってしまった。

優生学も同様である。ナチス・ドイツへの反省から、人びとは平等だという、民主主義の時代がやってきた。しかし、いまや民族浄化などの名のもとに、多くの命が失われたり、強姦が起きたり、性差別、障害者差別、人種差別など、差別が横行している。遺伝子診断、出生前診断が次々に拡大され、生まれる段階での選別まで当たり前のように行われるようになってしまった。命を粗末にしたり、人間に優劣をつける傾向は強まっている。

そんな中で、ヒトゲノム解析によって遺伝子がことごとく解析されてきており、それが遺伝子差別、そして優生学的価値観が支配する社会につながるという、大きな問題に直面することになった。人間の生殖操作、遺伝子操作も広がり始めている。人体実験もまた、少人数ならば問題だが、多数に行えば問題ないという考え方になってきた。今回の新型遺伝子ワクチンは、その典型的な例といえる。

政権が法治国家を逸脱

このように戦後民主主義の中で、生きることが無条件で擁護されていた時代が終焉し、人の命が軽く扱われてきたが、一線を越えたのはそれだけではない。これまで維持されてきた法律や規則が次々に破られ、タブーとされてきたこともそうでなくなりつつある。

例えばいま、日本の政権与党は自らが法律や規則を破っているのである。その代表が、特定秘密保護法、防衛整備移転三原則、共謀罪などに見ることができる。政治的権力の行使で、これまで許されなかった範囲が一歩ずつ拡張され、ついには何でもありといった状況になってきている。すでにそれは従来の法や規則といった「法治国家」の範囲を逸脱してきている。それが例えば、辺野古で起きている違法な埋め立てに見ることができる。法律を守る立場にある人たちが、目的のためならば違法行為を繰り返すという、異常な事態につながっている。

並行して、いまの政権与党は議会制民主主義を無視して、人事の介入を通して、官僚機構を思うままに操るようになってきた。NHK会長、最高裁長官、内閣法制局長官などで、とくに司法の世界を自由に操るようになってきた。日本学術会議の人事を通しての介入も露骨である。

監視国家化を目指す

その一線を越えている状況は、そこにとどまらない。この政治的支配の行方にあるのは、マイナンバーを活用した超管理社会、あるいは監視国家といわれるものであることは間違いのないところである。すでにＡＩ、ビッグデータ、５Ｇといった、技術的基盤が出揃いつつある。監視国家というと、監視カメラがいたるところに設置されている中国新疆ウイグル自治区を思いついてしまうが、それと同等、あるいはさらに一歩進めた監視国家を日本政府は目指している。その主役がマイナンバーである。

新設されるデジタル庁が目指すものは、銀行預金口座と健康保険証、運転免許証をマイナンバーにつなげ、そこにさまざまな行政手続きも紐づけようということである。現在でも、スマホやスマートメーター、パソコン、公共データ、クレジットカードやポイントカード、スーパーやコンビニなどのＰＯＳシステム、さらには監視カメラなどから、多様な情報が日々刻々と集積されている。ビッグデータでは、日々蓄積していくこれらの膨大な個人情報データに基づき、ＡＩが解析し、すでにかなりの範囲で個々人が裸にされている。これに国家が深くかかわろうというのである。

従来の情報に、さらに健康保険証や銀行の預金、運転免許証が連結すれば、病歴・妊娠や出産歴・食生活・喫煙や飲酒・家系や遺伝情報・身体測定・犯罪や非行経験などのデータが蓄積され、その人物の姿が分析可能な状況になる。個人の姿だけでなく、心の中まで丸裸で管理される。図書館で借りた本や、どういうニュースに関心があるか、などが分かれば思想信条まで分かる時代になっている。これは「国民総背番号制」の枠を超えて、全個人を政府が掌握できる超管理・監視国家の出現である。

新型コロナウイルス感染症では、接触アプリ問題が起きた。加えてワクチン接種をマイナンバーで管理するという動きとして見られた。感染症拡大を治安強化と国民の管理強化に利用した動きである。

ワクチン接種をマイナンバーで管理する試みは、いったんは中止されたものの、接触アプリは、高校野球観戦で入場者に義務づけたり、オリンピックを利用しようとするなど、草の根で広がってきている。

人工合成した遺伝子と生命体

今回、原稿を書いていて、もっとも感じたことは、このような一線を越えた最大の要因に、安倍政権が推し進め、菅政権が受け継いでいる最先端科学技術を通した社会構造の変革があるように思える。安倍政権が積極的に推し進めてきたのが「イノベーション」であり、それは菅政権が推し進めるデジタル庁へと受け継がれている。そのイノベーションがもっとも大きな成果を発揮しているのが、バイオテクノロジーであり、コントロールできない状況になりつつある。すでに一線を越えたといえる状況にあるといえる。

人間が科学技術をコントロールできなくなってから久しい。それを最初に、大規模な形で示したのが原子力である。原発が制御できないものであることは、スリーマイル島、チェルノブイリ、そして福島第一原発事故という巨大事故が示した。化学物質も同様である。すでに人間がコントロールできない膨大な量を環境中に広めてしまった。ナノテクもまた、人間がコントロールできない、小さな世界に入り込んでしまった。人間がコントロールできない領域で行われている技術そのものに問題がある。

いま原発に続き、コントロール不能な領域に踏み込み、巨大事故に匹敵する惨事をもたらしかねないのが、バイオテクノロジーである。生命を操作する技術には、さらに生命倫理という踏み込んではいけない領域がある。かつては「神の領域」とされ禁忌とされた領域である。いま、その領域がどんどん冒されている。それをもたらしたのが、ゲノム編集技術とiPS細胞、ES細胞であり、これらの生命操作技術に、ビッグデータやAIが威力を発揮して、生命操作の分野を大きく変えつつある。

一線を超えた領域は、遺伝子の扱い、胚の扱い、生殖や出生に係る扱いなど多岐にわたる。iPS細胞では、これまで越えてはいけないとされてきた生殖細胞や妊娠や出産に係る細胞の作成が進んでいる。京都大学大学院医学研究科の斎藤通紀研究チームが、ヒトのiPS細胞から卵子の基となる卵原細胞を作成した。これまで「神の領域」とされていた所に、踏み込んだのである。また同じ京都大学のiPS細胞研究所の高島康弘研究チームは、iPS細胞から胎盤の細胞を作成している。さらには米国とオーストラリアの研究チームが、iPS細胞やES細胞から、受精卵の初期段階に当たる初期胚盤胞を作ったことが『ネイチャー』(二〇二一年三月一八日号)に掲載された。生命そのものを作るところまで来たのである。このように、「神」に代わり人間が生命自体を誕生させる行為が広がっているのである。

合成生物学のように、生命体を人工的に作り出す動きも活発になっている。DNAやRNAの人工合成は当たり前に行われるようになっている。今回の新型遺伝子ワクチンでも、DNAワクチンやウイルスベクター・ワクチンでは人工合成したDNAを用いており、mRNAワクチンでは人工合成したRNAを用いている。

人工合成の領域は、さらに生命体そのものへと進んできている。すでに微生物のレベルで、その端緒は切り開かれた。米国のJ・クレイグ・ベンター研究所が作成した合成生物である。これまで生命体は、自然に存在するものであり、人間が作り出せるものではなかった。人工合成した生命体は細菌という小さな生命体ではあり、まだ端緒に過ぎないとはいえ、「神ではなく、人間が初めて誕生させた生命体」であった。

遺伝子治療と新型遺伝子ワクチン

今回の新型遺伝子ワクチンでも起きている。それは、すでに述べ、資料のところでも紹介したように、遺伝子治療にかかわる分野で起きている。今回の新型遺伝子ワクチンの方法は、遺伝子治療の方法そのままである。遺伝子を人間の細胞に入れてそこで働かせ、たんぱく質を作らせる。遺伝子治療薬の研究・開発を得意としてきた大学の研究者やバイオベンチャー企業が、この分野で活躍をしている。

その遺伝子治療が一線を越えたのは、ゲノム編集技術の登場によってである。二〇一九年二月二八日に、ゲノム編集技術の登場に合わせ、指針の全部が改正されてしまった。それにより規制はかなり大幅に緩和された。とくに、それまで治療の対象だったのは重篤の病気に限定されていたのが、一般の病気にまで拡大されてしまった。人間の遺伝子操作に当たることから、限定されていたのが、一線を越えて一般の病気に拡大され、今回のようにワクチンにまで応用が可能になったのである。

ゲノム編集が、なぜ大義名分になったかというと、遺伝子を挿入するのではなく、切断するだけだからだという、実に不可思議な論理である。遺伝子組み換えは、生命体を改造するために他の生物の遺伝子を挿入するのだが、そのためにさまざまな遺伝子群を用いている。例えば植物の場合、アグロバクテリウムをベクター（遺伝子を植物の細胞に導入するもの）に用いているのだが、そのアグロバクテリウムのプラスミド（核外遺伝子）に、その他の生物の遺伝子を挿入する。さらに遺伝子がうまくいったかどうかを見分けるマーカー遺伝子として抗生物質耐性遺伝子を挿入、さらに遺伝子を起動させるカリフラワーモザイクウイルス遺伝子を加えて、それをカセットにして用いている。

ゲノム編集植物の場合はどうか。ゲノム編集技術は目的とする遺伝子を壊すためにDNAを切断する。そのためのカセットが作られている。アグロバクテリウムをベクターとするところは共通である。そのアグロバクテリウムのプラスミドにDNAを切断する遺伝子を挿入する。さらに目的とする遺伝子に案内するガイドRNA遺伝子を挿入する。さらにマーカー遺伝子として抗生物質耐性遺伝子を挿入、さらに遺伝子を起動させるカリフラワーモザイクウイルス遺伝子を加えて、それをカセットにして用いている。

これを見てもお分かりのように、ほとんど変わりなく、その内実は遺伝子組み換え技術そのものである。にもかかわらず、異なるからといって、規制の対象外にしてしまったのである。それにより一線を越えることを可能にしたのである。

農業までも変える

この生命の改造は、市場経済の論理とともに拡大してきた。その主役が、最初は遺伝子組み換え作物という形で農業において拡大した。いまや生命を改造した作物が世界の農地の一〇分の一強という広大な面積に作付けされている。この作物は、消費者が望んだものでも、農家が望んだものでもない。国家や企業の戦略の産物である。従来、自然界になかった改造作物をつくり広範囲に環境中に放出すれば、生態系に異変を引き起こす危険性が強まることは必至である。また、これまで食べた経験のない新しい生物であることから、食品の安全性を脅かすことになる。

自然は保守的であり、多様であり、連鎖的であり、総合的である。人間の手による生命の勝手な改造は、予想もつかないリアクションを引き起こすことになる。生命の原理を、経済効率に併せて改造していけば、環境や人間への安全性はおろそかになる。

いまこの遺伝子組み換え技術に取って代わる勢いで、作物や家畜・魚の領域でもゲノム編集技術の応用が広がっている。

企業や国家の戦略が、生命を思いのままに改造する手段をもってしまった。経済や政治の都合に併せて、植物、昆虫、魚、動物、ついには人間までも、意図的に改造し始めた。生命倫理という、これ以上踏み込むことはタブーとされた、一線を越えてどんどん入り込んでいる。環境破壊が外なる自然の破壊であるならば、バイオテクノロジーは内なる自然の破壊である。このままでは、環境破壊の教訓が生かされず、内なる環境を破壊する、より根本的な破壊に向かって突き進むことになる。その破壊に拍車をかけているのが、市場経済の論理であり、いまやあらゆる分野に広がりつつある。

農業の分野でいま、一線を越えた新たな動きがみられる。新しく登場してきたのが遺伝子を散布して、殺虫剤や除草剤、殺菌剤として用いようとする取り組みである。具体的には、RNAを植物や昆虫の体内に入れ、細胞内で遺伝子を操作する方法で効果を発揮させようというのである。それがRNA干渉法を応用した、「RNA農薬」である。RNA干渉法は、特定の遺伝子を壊す技術で、この方法で開発されたジャガイモが承認され、米国では栽培が行われているが、今回の農薬のように環境中に遺伝物質を直接散布することは、これまで行われてこなかった。

農水省は二〇二〇年末に「みどりの食料システム戦略」本部を設立し、二〇二一年三月に同戦略の構想を提示、その中でこの「RNA農薬」の推進を打ち出した。同戦略では、有機農業を二五%にまで増やすことが注目された。現在、〇・二%程度とみられる日本における有機農業の割合を、二五%まで増やすということは、それだけ見ると農水省の方針が変わったように見えるが、そこで示された有機農業は、従来のそれとまったく異なるものであった。

この戦略の中で農水省は、次のように述べている。生産から消費までの各段階で「新たな技術体系の確立とさらなるイノベーションの創造により、我が国の食料・農林水産業の生産力向上と持続性の両立をイノベーションで実現する」と。ここでのポイントは、二度も出てくるイノベーションという言葉である。そこにはスマート農業と呼ばれるAIなどを駆使したハイテク化、ゲノム編集を含む遺伝子操作を応用した作物の開発、そしてRNA農薬という遺伝子操作を応用した農薬の推進などである。大企業による大規模経営の、ハイテクを応用した農業が作り出す作物を、スーパーなど大型の流通業者が取り扱うという戦略であり、そこには輸出用作物づくりも入っている。イノベーションがもたらす、実に危険な世界である。

生命誕生での操作とルール変更

生命誕生に関しても、着床前診断、新型出生前診断などの出生前診断が普及し、並行して受精卵の遺伝子を検査して、遺伝性疾患などの有無が調べられている。二〇二一年夏から、この新型出生前診断を行う認証施設が拡大する仕組みが作られた。優生手術に対する謝罪を求める会などで発言を続けている利光恵子さんが、繰り返し指摘しているように、「不良な子孫の出生を防止する」旧優生保護法を新たな形で復活させたものに他ならない。

その先にあるのが、パーフェクトベイビー、あるいはデザイナーベイビーといった「理想的な赤ちゃん」づくりである。そこに向けた生殖や出産へのバイオテクノロジーの介入が進んでいる。その代表が、中国でのゲノム編集赤ちゃん誕生である。ゲノム編集技術が登場して、受精卵での遺伝子操作が始まった。ゲノム編集による遺伝子レベルでの修正が、具体的に可能であることが立証された。これは意図的に理想とする赤ちゃんを作ることを可能にする技術の登場である。

核移植も容認された。基礎研究に限定するとしているが、受精卵から核を取り出し、他の受精卵の核を取り除き、そこに入れる行為である。この場合、核の遺伝子とミトコンドリアの遺伝子は異なる女性の遺伝子となり、親が三人いることから、倫理的に問題があるとして認められてこなかった。ところが、それが容認されたのである。基礎研究に限定するといっても、応用をにらんだ研究であり、歯止めが失われていくことは目に見えている。

このように受精卵操作が広がり、人工的な生命誕生も視野に入ってきている。その中で新たな一線を越える取り組みが始まった。それを指摘したのがDNA問題研究会の村上茂樹さんである。それによると国際幹細胞学会が「ヒト胚研究での一四日ルール見直し」の動きを見せているというのである。これまで国際的に人間の受精卵は、一四日以上培養してはならないというルールが存在しており、日本でも守られてきた。

そのため長期保存する場合は、凍結させて細胞分裂が起きないようにされてきた。

この一四日ルールは、一九七〇年代に英国で初めて試験管ベイビーが誕生した時に定められた。なぜ一四日かというと、そこが胚の分岐点だからである。受精卵は、最初は一つの細胞から始まり細胞分裂が繰り返されていく。最初は球形のまま細胞分裂が繰り返されるが、そこから身体の形成が始まろうとするタイミングが一四日目だという。心臓になったり、肺になったりする部分が決まり、役割がはっきりしてくる時期ということになる。この一四日目という規制を緩和して、それを越えても培養できるようにしようというのである。

その背後にあるのが、ゲノム編集技術や動物性集合胚作りの動きである。二〇一八年三月二九日、政府の生命倫理調査会は、すでに生殖補助医療について基礎研究に限定してゲノム編集技術の応用を認めており、それを二〇二一年四月一五日には、遺伝性の疾患の原因を調べる基礎研究にもゲノム編集技術の使用拡大を容認した。次々に生殖や出産へのゲノム編集技術の介入が起きている。基礎研究に限定するとしているが、いつかその歯止めがなくなることが前提で進められているのである。

日本でも文科省は二〇一九年三月一日に、「特定胚の取り扱いに関する指針」を改定して、動物の胚と人間の生殖細胞などを混ぜて作り出す動物性集合胚を、動物の子宮に戻し、子どもを誕生させることを正式に認めている。人間と動物の雑種づくりが可能になったのである。主に受精して間もない動物の卵の中に、人間のiPS細胞やES細胞などを入れ、子どもを誕生させることになる。この子どもは、動物と人間の境目が不確かな状態にあり、本来、そのような生物を誕生させること自体が許されなかった。そのタブーを打ち破り、誕生させてもよいとしたのである。主な目的は、人間の臓器を動物に作らせることにあるが、それ以外にも応用が広がっていきそうである。この動きが、今回の一四日ルール変更につながっている。

一線を超えた生命操作の時代がやってきたといえる。AI、5G、そしてビッグデータに生命操作が重なり、ブルドーザーのように社会を変え、人間を変え、生命を変えようとしている。その中に新型コロナワクチンがあることを理解しておくことが大事である。

資料1　ヘルシンキ宣言

人間を対象とする生物医学的研究に携わる医師のための勧告

戦後、ナチスドイツが行った人体実験への反省から、人体実験に対する規制を求めたヘルシンキ宣言が出された。とくに先端医療においては、人体実験が起きやすいことから、この宣言に至ったといえる。一九六四年六月の第一八回世界医師会総会（フィンランド・ヘルシンキで開催）で採択され、一九七五年一〇月に開催された同総会（東京）で修正以降、何度も修正が行われてきた。最終的には、二〇一三年一〇月に開催された同フォルタレザ総会（ブラジル）で修正され、現在に至っている。そこでは人間を対象とする生物医学的研究では、次の三項目が必須とされている。

(1) 科学的・倫理的に適正な配慮を記載した試験実施計画書を作成すること

(2) 治験審査委員会で試験計画の科学的・倫理的な適正さが承認されること

(3) 被験者に，事前に説明文書を用いて試験計画について十分に説明し，治験への参加について自由意思による同意を文書に得ること。

以下は、その宣言のうち、新型コロナワクチンと関連がありそうな部分を抜粋した。（天笠）

序文

1　世界医師会（ＷＭＡ）は、特定できる人間由来の試料およびデータの研究を含む、人間を対象とする医学研究の倫理的原則の文書としてヘルシンキ宣言を改訂してきた。本宣言は全体として解釈されることを意図したものであり、各項目は他のすべての関連項目を考慮に入れて適用されるべきである。

2　ＷＭＡの使命の一環として、本宣言は主に医師に対して表明されたものである。ＷＭＡは人間を対象とする医学研究に関与する医師以外の人々に対してもこれらの諸原則の採用を推奨する。

一般原則

3　WMAジュネーブ宣言は、「私の患者の健康を私の第一の関心事とする」ことを医師に義務づけ、また医の国際倫理綱領は、「医師は、医療の提供に際して、患者の最善の利益のために行動すべきである」と宣言している。

4　医学研究の対象とされる人々を含め、患者の健康、福利、権利を向上させ守ることは医師の責務である。医師の知識と良心はこの責務達成のために捧げられる。

5　医学の進歩は人間を対象とする諸試験を要する研究に根本的に基づくものである。

6　人間を対象とする医学研究の第一の目的は、疾病の原因、発症および影響を理解し、予防、診断ならびに治療（手法、手順、処置）を改善することである。最善と証明された治療であっても、安全性、有効性、効率性、利用可能性および質に関する研究を通じて継続的に評価されなければならない。

7　医学研究はすべての被験者に対する配慮を推進かつ保証し、その健康と権利を擁護するための倫理基準に従わなければならない。

8　医学研究の主な目的は新しい知識を得ることであるが、この目標は個々の被験者の権利および利益に優先することがあってはならない。

9　被験者の生命、健康、尊厳、全体性、自己決定権、プライバシーおよび個人情報の秘密を守ることは医学研究に関与する医師の責務である。被験者の保護責任は常に医師またはその他の医療専門職にあり、被験者が同意を与えた場合でも、決してその被験者に移ることはない。

10　医師は、適用される国際的規範および基準はもとより人間を対象とする研究に関する自国の倫理、法律、規制上の規範ならびに基準を考慮しなければならない。国内的または国際的倫理、法律、規制上の要請がこの宣言に示されている被験者の保護を減じあるいは排除してはならない。

11　医学研究は、環境に害を及ぼす可能性を最小限にするよう実施されなければならない。

12　人間を対象とする医学研究は、適切な倫理的および科学的な教育と訓練を受けた有資格者によってのみ行われなければならない。患者あるいは健康なボランティアを対象とする研究は、能力と十分な資格を有する医師またはその他の医療専門職の監督を必要とする。

13　医学研究から除外されたグループには研究参加への機会が適切に提供されるべきである。

14　臨床研究を行う医師は、研究が予防、診断または治療する価値があるとして正当化できる範囲内にあり、かつその研究への参加が被験者としての患者の健康に悪影響を及ぼさないことを確信する十分な理由がある場合に限り、その患者を研究に参加させるべきである。

15　研究参加の結果として損害を受けた被験者に対する適切な補償と治療が保証されなければならない。

リスク　負担　利益

16　医療および医学研究においてはほとんどの治療にリスクと負担が伴う。

人間を対象とする医学研究は、その目的の重要性が被験者のリスクおよび負担を上まわる場合に限り行うことができる。

17　人間を対象とするすべての医学研究は、研究の対象となる個人とグループに対する予想し得るリスクおよび負担と被験者およびその研究によって影響を受けるその他の個人またはグループに対する予見可能な利益とを比較して、慎重な評価を先行させなければならない。

18　リスクが適切に評価されかつそのリスクを十分に管理できるとの確信を持てない限り、医師は人間を対象とする研究に関与してはならない。潜在的な利益よりもリスクが高いと判断される場合または明確な成果の確証が得られた場合、医師は研究を継続、変更あるいは直ちに中止すべきかを判断しなければならない。

社会的弱者グループおよび個人

19　あるグループおよび個人は特に社会的な弱者であり不適切な扱いを受けたり副次的な被害を受けやすい。すべての社会的弱者グループおよび個人は個別の状況を考慮したうえで保護を受けるべきである。

20　研究がそのグループの健康上の必要性または優先事項に応えるものであり、かつその研究が社会的弱者でないグループを対象として実施できない場合に限り、社会的弱者グループを対象とする医学研究は正当化される。さらに、そのグループは研究から得られた知識、実践または治療からの恩恵を受けるべきである。

科学的要件と研究計画（略）

研究倫理委員会（略）

プライバシーと秘密保持

24　被験者のプライバシーおよび個人情報の秘密保持を厳守するためあらゆる予防策を講じなければならない。

インフォームド・コンセント

25　医学研究の被験者としてインフォームド・コンセントを与える能力がある個人の参加は自発的でなければならない。家族または地域社会のリーダーに助言を求めることが適切な場合もあるが、インフォームド・コンセントを与える能力がある個人を本人の自主的な承諾なしに研究に参加させてはならない

26　インフォームド・コンセントを与える能力がある人間を対象とする医学研究において、それぞれの被験者候補は、目的、方法、資金源、起こり得る利益相反、研究者の施設内での所属、研究から期待される利益と予測されるリスクならびに起こり得る不快感、研究終了後条項、その他研究に関するすべての面について十分に説明されなければならない。被験者候補は、いつでも不利益を受けることなしに研究参加を拒否する権利または参加の同意を撤回する権利があることを知らされなければならない。個々の被験者候補の具体的情報の必要性のみならずその情報の伝達方法についても特別な配慮をしなければならない。

　被験者候補がその情報を理解したことを確認したうえで、医師またはその他ふさわしい有資格者は被験者候補の自主的なインフォームド・コンセントをできれば書面で求めなければならない。同意が書面で表明されない場合、その書面によらない同意は立会人のもとで正式に文書化されなければならない。

　医学研究のすべての被験者は、研究の全体的成果について報告を受ける権利を与えられるべきである。

27　研究参加へのインフォームド・コンセントを求める場合、医師は、被験者候補が医師に依存した関係にあるかまたは同意を強要されているおそれがあるかについて特別な注意を払わなければならない。そのような状況下では、インフォームド・コンセントはこうした関係とは完全に独立したふさわしい有資格者によって求められなければならない。

28　インフォームド・コンセントを与える能力がな

い被験者候補のために、医師は、法的代理人からインフォームド・コンセントを求めなければならない。これらの人々は、被験者候補に代表されるグループの健康増進を試みるための研究、インフォームド・コンセントを与える能力がある人々では代替して行うことができない研究、そして最小限のリスクと負担のみ伴う研究以外には、被験者候補の利益になる可能性のないような研究対象に含まれてはならない。

29 インフォームド・コンセントを与える能力がないと思われる被験者候補が研究参加についての決定に賛意を表することができる場合、医師は法的代理人からの同意に加えて本人の賛意を求めなければならない。被験者候補の不賛意は、尊重されるべきである。

30 例えば、意識不明の患者のように、肉体的、精神的にインフォームド・コンセントを与える能力がない被験者を対象とした研究は、インフォームド・コンセントを与えることを妨げる肉体的・精神的状態がその研究対象グループに固有の症状となっている場合に限って行うことができる。このような状況では、医師は法的代理人からインフォームド・コンセントを求めなければならない。そのような代理人が得られず研究延期もできない場合、この研究はインフォームド・コンセントを与えられない状態にある被験者を対象とする特別な理由が研究計画書で述べられ、研究倫理委員会で承認されていることを条件として、インフォームド・コンセントなしに開始することができる。研究に引き続き留まる同意はできるかぎり早く被験者または法的代理人から取得しなければならない。

31 医師は、治療のどの部分が研究に関連しているかを患者に十分に説明しなければならない。患者の研究への参加拒否または研究離脱の決定が患者・医師関係に決して悪影響を及ぼしてはならない。

32 バイオバンクまたは類似の貯蔵場所に保管されている試料やデータに関する研究など、個人の特定が可能な人間由来の試料またはデータを使用する医学研究のためには、医師は収集・保存および／または再利用に対するインフォームド・コンセントを求めなければならない。このような研究に関しては、同意を得ることが不可能か実行できない例外的な場合があり得る。このような状況では研究倫理委員会の審議と承認を得た後に限り研究が行われ得る。

プラセボの使用（略）

研究終了後条項（略）

研究登録と結果の刊行および普及（略）

臨床における未実証の治療

37 個々の患者の処置において証明された治療が存在しないかまたはその他の既知の治療が有効でなかった場合、患者または法的代理人からのインフォームド・コンセントがあり、専門家の助言を求めたうえ、医師の判断において、その治療で生命を救う、健康を回復するまたは苦痛を緩和する望みがあるのであれば、証明されていない治療を実施することができる。この治療は、引き続き安全性と有効性を評価するために計画された研究の対象とされるべきである。すべての事例において新しい情報は記録され、適切な場合には公表されなければならない。

資料2　遺伝子治療等臨床研究に関する指針

日本での遺伝子治療の指針は、一九九〇年七月二七日に愛知県犬山市で開催された国際医学団体協議会の会議で遺伝子治療を認める「犬山宣言」が採択されたのを出発点とする。翌年、厚生省（当時）が厚生科学会議の中に「遺伝子治療に関する専門委員会」を発足させ、そして一九九三年四月に厚生科学会議によって指針が発表された。そこでは治療対象は「致死性の遺伝性疾患、がん、エイズ等生命を脅かす疾患であること」とされていた。

それ以降、いくらかの改正はされていたが、基本は変わらなかった。しかし、二〇一九年二月二八日に、ゲノム編集技術の登場に合わせ、この指針は全部が改正されてしまった。それにより応用の範囲は拡大され、規制はかなり緩和されてしまった。とくに従来は重篤な病気の治療に限定されていたのが、その文言は消えてしまった。しかし、今回の新型コロナワクチンは、この遺伝子治療の指針に当てはまるものである。ここではその改正された指針からごく一部だが、今回の新型コロナワクチンに係ると思われる個所をピックアップする。（天笠）

第1章　総則

第1節　総則

第1　目的

この指針は、遺伝子治療等臨床研究（第二の二に規定する「遺伝子治療等臨床研究」をいう。以下同じ。）に関し遵守すべき事項を定め、もって遺伝子治療等臨床研究の医療上の有用性及び倫理性を確保し、社会に開かれた形での適正な実施を図ることを目的とする。

第2　用語の定義

1　この指針において「遺伝子治療等」とは、疾病の治療又は予防を目的とした次のいずれかに該当する行為をいう。
(1) 遺伝子又は遺伝子を導入した細胞を人の体内に投与すること。
(2) 特定の塩基配列を標的として人の遺伝子を改変すること。
(3) 遺伝子を改変した細胞を人の体内に投与すること。
2 この指針において「遺伝子治療等臨床研究」とは、遺伝子治療等を行うことにより、当該遺伝子治療等の有効性又は安全性を明らかにする研究をいう。
11 この指針において「試料」とは、血液、体液、組織、細胞、排せつ物及びこれらから抽出したDNA等、人の体の一部であって遺伝子治療当臨床研究に用いられるもの（死者に係るものを含む。）をいう。
第4 遺伝子治療等臨床研究の対象の要件
遺伝子治療等臨床研究は、次に掲げる全ての要件に適合するものでなければならない。
1 遺伝子治療等臨床研究により明らかにしようとする遺伝子治療等の効果が、当該遺伝子治療等臨床研究の対象とする疾患（以下「対象疾患」という。）に対する現在実施可能な他の治療又は予防の方法と比較して同等以上であることが十分予測されるものであること。
2 被験者にとって遺伝子治療等臨床研究により得られる利益が、不利益を上回ることが十分予測されるものであること（遺伝子治療等臨床研究が予防を目的とする場合にあっては、利益が不利益を大きく上回ることが十分予測されるものであること。）。
第5 有効性及び安全性
遺伝子治療等臨床研究は、その有効性及び安全性が十分な科学的知見に基づき予測されるものでなければならない。
第7 生殖細胞等を対象とする遺伝子治療等臨床研究の禁止等
人の生殖細胞又は胚（一の細胞又は細胞群であって、そのまま人又は動物の胎内において発生の過程を経ることにより一の個体に成長する可能性のあるもののうち、胎盤の形成を開始する前のものをいう。以下同じ。）を対象とした遺伝子治療等臨床研究及び人の生殖細胞又は胚に対して遺伝的改変を行うおそれのある遺伝子治療等臨床研究は、行ってはならない。
第8 インフォームド・コンセントの確保
遺伝子治療等臨床研究は、インフォームド・コンセントが確実に確保された上で実施されなければならない。

第9　公衆衛生上の安全の確保

遺伝子治療等臨床研究は、公衆衛生上の安全が十分確保された上で実施されなければならない。

第11　被験者の選定

被験者の選定に当たっては、人権保護の観点から、病状、年齢、同意能力等を考慮し、慎重に検討しなければならない。

第2章　遺伝子治療等臨床研究に関し遵守すべき事項等

第1節　研究者の責務等

第1　研究者の責務

1　研究者は、次に掲げる業務を行わなければならない。

(1)　被験者等への配慮に関し次に掲げる業務

イ　被験者の生命、健康及び人権を尊重して、遺伝子治療等臨床研究を実施すること。

ロ　遺伝子治療等臨床研究を実施するに当たっては、あらかじめインフォームド・コンセントを受けること。

ハ　被験者等及びその関係者からの相談、問合せ、苦情等（以下「相談等」という。）に適切かつ迅速に対応すること。

ニ　遺伝子治療等臨床研究の実施に携わる上で知り得た情報を正当な理由なく漏らさないこと。遺伝子治療等臨床研究の実施に携わらなくなった後も、同様とする。

以下略

参考資料　最初に作られた指針（一九九三年四月）抜粋

遺伝子治療臨床研究に関するガイドライン

第二章　遺伝子治療臨床研究の要件

（有効性及び安全性の確保）

第三条　遺伝子治療臨床研究は、有効かつ安全なものであることが十分な科学的知見に基づき予測されるものに限り認められるものとする。

（対象疾患等）

第四条　遺伝子治療臨床研究の対象は、次の各号に掲げる要件に全て適合するものに限られるものとする。

(1)　致死性の遺伝性疾患、がん、エイズ等生命を脅かす疾患であること。

(2)　治療効果が、現在可能な他の方法と比較して優れていることが十分に予測されるものであること。

(3)　遺伝子治療臨床研究の被験者にとって遺伝子治療臨床研究により得られる利益が不利益を上回ることが十分予測されるものであること。

（生殖細胞の遺伝的改変の禁止）

第六条　人の生殖細胞の遺伝的改変を目的とした遺伝子治療臨床研究及び人の生殖細胞の遺伝的改変をもたらすおそれのある遺伝子治療臨床研究は、行わないものとする。

（公衆衛生上の安全の配慮）

第七条　遺伝子治療臨床研究の実施に当たっては、公衆衛生上の安全が十分配慮されるものとする。

（インフォームド・コンセントの確保）

第八条　遺伝子治療臨床研究の実施に当たっては、インフォームド・コンセントが確保されるものとする。

最後に

本書は、最初にも述べたように、週刊金曜日の連載を基にしているが、その後の情勢の変化を加味して加筆し、書下ろしも加えた。連載掲載では、渡辺妙子さんをはじめ、金曜日の皆様に大変お世話になった。専門的な分野ではＤＮＡ問題研究会の村上茂樹さんに貴重な助言をいただいた。最後になるが、筋を曲げず出版活動を続けている、学生時代からの友人である緑風出版の高須次郎さん、ますみさん、そして斎藤あかねさんに、心より感謝いたします。

〈著者略歴〉

天笠啓祐（あまがさ　けいすけ）

1970 年、早稲田大学理工学部卒、『技術と人間』誌編集者を経て、現在、ジャーナリスト、市民バイオテクノロジー情報室代表、日本消費者連盟顧問、遺伝子組み換え食品いらない！キャンペーン代表、法政大学・立教大学元講師。

主な著書　『ゲノム操作・遺伝子組み換え食品入門』『生物多様性と食・農』(緑風出版)『遺伝子組み換えとクローン技術 100 の疑問』(東洋経済新報社)、『暴走するバイオテクノロジー』（金曜日）、『医療と人権一問一答』『ゲノム操作と人権』(解放出版社)、『くすりとつきあう常識・非常識』(日本評論社)、『いのちを選別する医療』（部落解放研究所）、『優生操作の悪夢』(社会評論社)、『放射能汚染とリスクコミュニケーション』（萌文社）、『この国のミライ図を描こう』(現代書館)ほか多数

新型(しんがた)コロナワクチン——その実像(じつぞう)と問題点(もんだいてん)

2021年6月30日　初版第1刷発行　　定価1700円＋税
2021年7月30日　初版第2刷発行
2021年9月20日　初版第3刷発行

著　者　天笠啓祐 ©

発行者　高須次郎
発行所　緑風出版
〒113-0033　東京都文京区本郷2-17-5　ツイン壱岐坂
〔電話〕03-3812-9420　〔FAX〕03-3812-7262　〔郵便振替〕00100-9-30776
[E-mail] info@ryokufu.com
[URL] http://www.ryokufu.com/

装　幀　斎藤あかね
制　作　R 企 画　　印　刷　中央精版印刷・巣鴨美術印刷
製　本　中央精版印刷　　用　紙　中央精版印刷　　E1200

Printed in Japan　　ISBN978-4-8461-2110-5　C0036